中医实用技术丛书

刺血疗法速成图解

编著　屈　菲　杨良兵
配图　刘　星

U0227375

科学技术文献出版社
Scientific and Technical Documents Publishing House
北　京

（京）新登字 130 号

内 容 简 介

刺血疗法是中医外治法之一，也是特色疗法，具有操作简单、疗效快捷、经济实用、适应证广的特点。本书介绍了刺血疗法的基本知识及其在 50 余种内、骨伤、妇儿、皮肤及五官、泌尿生殖科疾病中的具体应用。全书内容科学，以图解的形式进行阐述，通俗易懂，可作为基层医务工作者学习及对自我保健感兴趣的一般读者自学自用的重要参考书。

目　　录

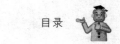

第一章　刺血疗法基本知识

第一节　刺血疗法的定义及发展概况

刺血疗法是在中医基本理论指导下,根据不同的病情,刺破人体特定部位的浅表血管,通过放血祛除邪气而达到调和气血、平衡阴阳和恢复正气目的的一种有效治疗方法,适用于"病在血络"的各类疾病。

本疗法的产生可追溯至远古石器时代。人们在劳动中发现用锐利的石块——砭石,在患部砭刺放血,可以治疗某些疾病。金属针的出现使这种方法有了更广泛的应用,以致出现了专门用作放血的"锋针"。本疗法最早的文字记载见于《黄帝内经》:"刺络者,刺小络之血脉也";"苑陈则除之,出恶血也"。书中对针刺放血内容有很多论述,包括针刺放血的名称、原则、针具、适应证、取穴部位、操作方法及禁忌证等,并探讨了刺血治病的机理。如"苑陈则除之"的刺血原则,以实热病为主的适应证候,以循经取穴、表里经取穴、局部取穴为重点的取穴方法,以点刺、散刺、挑刺等为主要刺法的操作方法等,并明确提出刺络放血可以治疗癫狂、头痛、暴喑、热喘、衄血等病证。据《史记》所载,春秋时代名医扁鹊善用针砭方法,在百会穴放血治愈虢太子"尸厥";汉代名医华佗曾以针刺放血治疗曹操的"头风症",收到即时止痛之效。唐宋时期,本疗法已成为中医外治方法之一。《新唐书》记载:唐代御医用头顶放血法,治愈了唐高宗的"头眩不能视症"。宋代已将该法编入针灸歌诀"玉龙赋"。金元时期,张子和在《儒门事亲》中的针灸医案,几乎全是针刺放血取效,并认为针刺放血,攻邪最捷。至明清时期,放血治病已甚为流行,针具发展也很快,三棱针已分为粗、细两种,更适合临床应用。杨继洲《针灸大成》较详细地记载了针刺放血的病案;叶天士用本疗法治愈喉科疾病;赵学敏和吴尚先收集了许多放血疗法编入《串雅外编》、《理瀹骈文》中。近代,尤其在民间仍广泛地应用刺血疗法,其价值为人们广泛认识和接受。

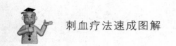

第二节　刺血疗法的治疗机理及作用

一、中医对本疗法的认识

刺血疗法是一种独特的治疗方法,两千多年前的中医经典著作《内经》中,有关针刺治疗的条文,几乎半数以上均涉及刺血方法。《内经》奠定了传统刺血疗法的理论和实践基础,并使之成为刺灸学的一个组成部分。在几千年的实践中,医家们都遵从刺络的基本原则,虽然现代临床已大大突破原来的治疗范围,但它的基本应用原则至今仍指导着临床。中医学对本疗法治疗机理有如下认识。

1. 苑陈则除

《内经》记载:"苑陈则除之,出恶血也。""苑陈"实指络脉中瘀结之血。《针灸大成》云:"人之气血凝滞不通,可用刺血法以祛除其凝滞,活血化瘀。"瘀血是血行不畅、滞留于经络或溢于经络外,积滞于组织间的病理产物,刺血则通过泻出一定量的血液,直接调节血液的运行,宣通瘀滞、通利经络,以达到活血化瘀的作用。《正体类要》云:"患者如有瘀血,止宜砭去。"李东垣以刺血"泻其经络之壅者,为血凝而不流,故先去之",刺血可"去血络之凝"。

对跌打外伤所致瘀血肿胀可直接在患处刺络放出恶血进行治疗。《素问·缪刺论》云:"人有所堕坠,恶血留内……刺足跗上动脉,足内踝之下然骨之前血脉出血。"《薛己医案》云:"患者闪伤,瘀血肿痛……遂砭去瘀血。"现代对外伤血肿等类似病证采用刺络拔罐放血法,就是"苑陈则除"发挥活血化瘀作用的具体应用。

2. 邪气以泄

张子和认为"邪热之毒,出血则愈"。可见刺络放血对盛实之邪可起到祛邪泻实的作用,邪去则正安,元气自复。火热壅盛则成热毒,火降热清则毒邪可除;而对于虫蛇咬伤,局部刺血又可使毒素随血而外流排出,故刺血又可清热解毒。对邪盛之疾,自古多用汗、吐、下法以攻之。张子和根据《内经》的理论,结合自己的医疗实践经验,逐步形成了刺血法的独特风格。他将刺血作为汗法的一种,指出"《内经》'火郁发之'。发,谓发汗……出血者,乃发汗之一端也。"(《儒门事亲·卷三》)发汗则令邪随汗泄,刺血则令邪随血出,故临床上对实证、热证多用刺血疗法,使邪随血出,排出邪气,体自安康。对于虫、蛇、蝎子等咬伤,刺血疗法可通过放血以排出毒邪,邪去正安。

3. 调阴阳,和气血

对于刺血调整阴阳,李东垣在《针灸聚英》中以刺血治疗脾胃虚弱病案后阐述:"阴病在阳,当从阳引阴,必须先去其络脉经遂之血;若阴中火旺,上腾于天,致六阳反衰而上充者,先去五脏之血络,引而下行,天气降下,则下寒之病自去矣。"刺血调整阴阳还在于气和血。气血平和通畅是阴平阳秘、脏腑调和的前提,"血气不和,百病乃变化而生"。如前述,刺血具较强活络之功,经络通畅、气血平和、运行有常,以"内溉脏腑、外濡腠理",发挥其"行气血、营阴阳"的功能,而使机体达到阴平阳秘。

4. 血实宜决

《素问·阴阳应象大论》指出:"血实宜决之。"张景岳注:"决,为泄去其血也。"《素问·调经论》说:"穴有余,则泻其盛经,出其血。"《内经》云:"夫气盛血聚者,宜实而泻之。"都说明对各种不同原因引起的血实有余、血气壅实或瘀血阻滞、经络不通之证,可用刺络放血来消壅化瘀,通经活络。

二、现代研究对本疗法治病机理的认识

刺血疗法适应证广,疗效显著。然而,刺血对机体能产生哪些预防和治疗作用,以及这些作用是通过什么途径而实现的,目前尚在进一步研究之中。现根据有关资料,扼要介绍如下。

1. 改变血液成分

刺血疗法对感染性疾病的血象有明显影响。有人对急性感染性疾病患儿作耳穴刺血治疗前后白细胞变化的观察,发现治疗后白细胞总数下降、淋巴细胞数升高、中性粒细胞数下降。临床还发现,刺血治疗前后的血象变化呈双向调节作用,可以使血象不论升高或降低者,均调整到正常范围。据报道刺血疗法对血液中 K^+、Na^+、Ca^{2+}、Mg^{2+} 和血糖亦有一定影响。

2. 改善血管功能

刺血疗法的主要依据是"病在血络",而直接刺破血管出血又是刺血疗法的主要方法。因此,刺血对血管功能的影响是客观存在。临床病例及实验室脑血流图检查结果证实,刺血有扩张脑血管,增加脑血流量,改善血管弹性,改善微血管的血色、流态、瘀点、流速的作用,从而改善组织

缺氧状态。这与中医瘀血学说中消瘀散结、活血化瘀的作用相一致。

3. 调整神经肌肉功能

刺血对神经肌肉生理功能有良好的调整作用。刺血疗法治疗各种神经性疼痛、面神经麻痹、中风后遗症及小儿麻痹后遗症等有良好效果。据相关研究其作用原理可能是对某些部位的感受器官或神经的刺激,传导至中枢神经部位,随后影响到效应器官。其局部组织也会因刺激而引起一些特有的生化改变,并通过神经-体液的综合调节,达到防病治病的目的。

4. 调动人体免疫机能

刺血疗法具有调动人体免疫机能,激发体内防御功能的作用。研究证实:分别以刺血疗法治疗病毒性疣病及单纯疱疹,部分患者于刺血前后,分别做 OT 和 PHA 皮试、末梢血淋巴细胞计数、淋巴细胞转化试验、免疫球蛋白及补体 C 测定,结果发现上述各项指标治愈后均较治疗前明显提高。说明刺血疗法不仅能够治疗疾病,还可以增强体质,预防某些疾病的发生。

5. 影响体温调节中枢

刺血疗法有良好的退热作用。体温的恒定,依靠产热与散热功能的平衡。其调节中枢在下丘脑。病理情况下,许多因素都可以引起发热。研究证实:分别用刺血疗法治疗急性扁桃体炎及小儿发热患者,放血后一般 6～12 小时体温降至正常。这说明放血对体温调节中枢有明显的影响。

6. 调节消化功能

刺血疗法对胃肠运动和消化液的分泌有明显的调节作用。实验资料证实:挑刺四缝穴后,可以使胃蛋白酶的活动性增高,原胃酸较高者稍下降,较低者上升。同时,还可以使肠内胰淀粉酶、胰脂肪酶和胰蛋白酶的含量增高。

除上述以外,刺血疗法对呼吸、泌尿、内分泌等方面的功能影响还有待于进一步研究。

三、刺血疗法的作用

祖国医学认为,脏腑功能紊乱、经络气血循行失调,是疾病发生的根本原因。刺血疗法就是通过活血通络、调理气血,恢复人体正常的生理功能。其主要目的是祛邪扶正,及时使用放血疗法,既可以治疗疾病,又可

以防止疾病的进一步恶化。中医传统理论认为刺血疗法的治疗作用主要
有如下几个方面。

1. 泄热解毒

主要适用于阳盛发热、热毒亢盛以及毒邪侵入而生的疮疡症。因为
阳气盛必然会涉及血盛,放血可以泄血脉中的邪热,泄去过盛的阳气,而
使机体的气血趋于正常,而热自平。热之极为火,如心阳过亢或肝阳过
亢,人体就会出现火邪的症状,甚至发热、神昏谵语等,用三棱针放血,可
以直接清泻心阳肝阳的偏亢,从而达到清火泻热的作用。另外放血能使
侵入机体的毒邪随血排出,通过理血调气的作用,使人体机能恢复正常。

2. 消肿止痛

跌打损伤引起的肢体局部肿胀疼痛是由于气滞血涩,使经络瘀积而
致。用三棱针放血,可以直接排除局部经脉中"菀陈"的瘀血与病邪,促使
经脉通畅而达到消肿的目的。用三棱针放血还可以直接排泄经脉中瘀滞
的病邪,使经脉畅通而疼痛停止。中医认为"不通则痛,通则不痛",凡是
各种原因导致的气滞血瘀、经络壅滞,都可以引起疼痛,而针刺络脉可以
疏通经络,调和气血,解郁开结,使闭塞状态消除,疼痛自止。临床上治疗
各种痛证,就是利用刺络达到"通则不痛"的目的。

3. 祛瘀通络

凡是内有疼痛症状的疾病,在其经脉中必有闭塞不通的状况。古人
认为"凡刺之理,经络为始",疏通经络是针灸治疗疾病的基础。因为人体
气血藏注运行依靠经络系统,如经络不通,则气血不行,机体失养,百病乃
生。即诸病皆因气血阻滞,不得宣通。刺血则通过对血络的刺激,直接作
用于经络系统本身,并通过辨证放出一定量的血藏,"通其经脉,调其气
血",使经络通畅,气血畅行,以治疗经脉络不通所致的各种病证。由于手
法、针具及其泻血等因素的综合作用,较之其他方法,刺血对机体、经络的
刺激相对较强,同样,其活血通经的作用也较强,所以历代医家均以刺血
为通经活络的主要手段。诚如《内经》所言:"脉结血不和,决之乃行。"也
正是利用刺血具有较强疏通活络的作用,使气血运行通利,"通则不痛",
从根本上消除了产生疼痛的病理基础,从而起到了活络通络、止痛镇痛的
作用。在《内经》中就对头痛、齿痛、心痛、胃痛,腹痛、腰痛、腿痛等诸多痛
证均以刺血治之,再如华佗刺血治曹操头风、委中刺血治急性腰痛等治疗
痛证的著名医案医方,均是依据于刺血疗法具有活络止痛这一作用。

4. 醒脑开窍

醒脑开窍是指刺络放血能用于危重急证,如治疗昏厥不省人事等。对此,古今临床应用都十分广泛,如《针灸大成》曰:"凡初中风跌倒,卒暴昏沉,痰涎壅滞,不省人事,牙关紧闭,药水不下,急三棱针,刺手十指十二井穴,当去恶血。又治一切暴死恶候,不省人事及绞肠痧,乃起死回生妙诀。"再如傅青主针刺眉心出血治疗产后血晕,郭志遂刺血急救绞肠痧,现代针灸临床治疗中风闭证仍以井穴刺血救急等,无不表明刺血具有较好的醒脑开窍和急救作用。根据中医理论,大多数昏厥、急证因气血逆乱、经络闭塞,而刺血能够疏通经络,活血和血以启闭泄邪,通关开窍,从而起到醒脑开窍之功。在《内经》中,刺血还用以治疗癫证、癎病、精神分裂症等精神不宁疾病。此类病证多因情志忧郁,气血不和,心神不主,使用刺络放血,能够通经活络,活血理气,使气血冲和,神志安宁。"神有余则笑不休,泻其小络之血,神气乃平"(《素问·调经论》),达到镇静安神的作用。也正因为如此,刺血仍是目前治疗精神神志疾病的重要手段,并有较好疗效。

5. 驱风止痒

痒是由于风邪存在于血脉之中所致。故有"治风先治血,血行风自灭"之说。三棱针放血,就是理血调气,血脉通畅迫使风邪无处停留,从而达到祛风止痒的效果。

综上所述,刺血疗法具有泄热解毒、疏经通络、活络止痛、活血化瘀、消肿散结、醒脑开窍、镇静安神、祛邪安正、和血养血、调整阴阳等作用。由分析可知,这些作用相互影响,相互联系,其中通经活络是基础,是其他作用产生和发展的前提。了解并掌握刺血的作用,对临床合理选用、提高刺血疗法的治疗效果大有裨益。

第三节 刺血疗法的特点

刺血疗法具有适用证广、见效快捷、操作简单、方法多样、放血部位多元化等多方面的特点。

一、适用证广

刺血疗法是最古老的医疗方法之一,在古代由于受到种种限制,其治疗病种比较少,多用于一些急性病的救治,如中风昏迷、卒急疼痛、疗疮毒痛等。随着医疗实践不断深入,刺血疗法治疗病种有了一些扩大。据统计,自 20 世纪 50 年代中至本世纪初,临床报道用刺血治疗的病证有近二百种之多,遍及内、外、妇、儿、骨伤、皮肤、眼、耳鼻、咽喉各科。既包括多种急性病证,如小儿高热、惊厥等危急重症,三叉神经痛、坐骨神经痛等急性痛症,急性毛囊炎、淋巴管炎、丹毒等急性炎症性疾病,还包括不少难治性慢性病,诸如骨与关节结核,红斑性肢痛,神经性皮炎及银屑病等。刺血疗法除了治疗疾病外,还可用于预防某些疾病。有临床实践证实,针刺耳穴,对急性传染性结膜炎有良好的防止传播的作用。值得一提的是,刺血疗法近年来更在美容保健领域中崭露头角,如一些影响美容的面部皮肤病:痤疮、黄褐斑、面部色素斑等,采用点刺放血之法,其有效率达到85％以上,成为针灸美容的一个重要组成部分。

二、见效快捷

刺血疗法对许多疾病都有较快的疗效,可以说常常是立起沉疴,顿消痼疾,具有药物和其他方法所不能够达到的显著疗效。尤其是对各种原因引起的高热、惊厥、昏迷以及各种急性炎症、软组织损伤等属于实证、热证者,能够很快得到控制。《内经》中还有"肺热者……刺手太阴阳明,出血如大豆,立已。"

刘完素曰:"大烦热,昼夜不息,刺十指间出血。"正如赵学敏所说,刺络之术"操技最神,而奏效甚捷"。

三、操作简单

刺血疗法一般不需特殊的设备及器械,简便易行,容易掌握。在紧急情况下,还可以就地取材,利用一些比较锋利的注射针头、缝衣针、陶瓷、刮脸刀片等,经过严格消毒后使用。刺血疗法对患者来说,还可以节约时间,每次放血时间仅用几分钟即可,若加上拔火罐也只需要 15 分钟左右,而且不必天天就诊,十分方便。

四、方法多样

刺血疗法的治疗方法多样,这也是刺血疗法的一个重要特点。就其针具而言,可分为三棱针、梅花针、毫针、小眉刀、注射针头等;就手法而言,可分为三棱针点刺出血、梅花针叩刺出血、毫针散刺出血或刺络后配合拔罐、割治疗法等;就速度而言,可分为速刺和缓刺;就面积而言,有点刺、散刺等;就强度而言,又可以分为轻刺、中刺、重刺等。刺血手法的多样化,不仅有利于适应不同病证的需要,还可大大提高治疗效果,并有推广价值。

五、放血部位多元化

在古代,刺血疗法使用的穴位有一定局限,据研究,用得较多的为肘膝以下的特定穴、经外奇穴和病灶区及病理反应点等。现代除体穴仍保留此特点外,已有较大的发展。如耳穴,最常用的刺血穴位就有十余个,对急性结膜炎、急性扁桃体炎等多种病证,有较独特的效果。又如皮肤针,其叩刺部位几乎遍布全身,包括重要的体穴、阳性反应点及阳性反应物、体表各个部位等。近年,有人将皮肤针试用于头针穴位的叩刺,也取得了较好的效果。

第四节　常用针具及其特点

刺血疗法所使用的针具比较简单,现将常用、有效,容易掌握的几种针具介绍如下。

1. 三棱针

三棱针古称"锋针"。现由不锈钢制成,分为粗细两种,针尖部有三面三棱,十分锋利。粗针长 7～10 厘米,针柄直径 2 毫米,适用于四肢、躯干部位放血。细针长 5～7 厘米,针柄直径 1 毫米,适用于头面部及手足部放血。

2. 梅花针

梅花针又称"皮肤针"、"七星针",是以多支短针组成的,用来叩刺人体一定部位或穴位的一种针具。皮肤针外形似小锤状,针柄有硬柄和软柄两种规格,硬柄用硬塑料做成,弹性小;软柄有弹性,一般用牛角做成,长度约 15～19 厘米,一端附有莲蓬状的针盘,下边散嵌着不锈钢短针。根据针的数目多少不同,分别称为梅花针(五支针)、七星针(七支针)。

3. 毫针

毫针即古代"九针"中的毫针,现用 18 号不锈钢制成,长短不一,为体针所用。用于刺血疗法的毫针,一般以 1 寸左右即可,适用于小儿及虚弱病人。

4. 小眉刀

小眉刀是由古代九针中的"铍针"发展来的,现用钢质材料制成医用小刀。柄长 1～2 寸,刀口倾斜如眉。专用于割治、挑刺、泻血。

如没有上述工具,也可暂用注射针头、缝衣针、刮脸刀片等代替。

第五节 常用针法及其特点

临床上刺络放血的方法多种多样,如三棱针点刺出血、梅花针叩刺出血、毫针散刺出血或刺络后配合拔罐、割治疗法等均是有效的治疗手段。代表性的方法有点刺法、散刺法、叩刺法、挑刺法、针罐法等。

一、点刺法

针具可选用三棱针或粗毫针。常有 3 种点刺形式。

1. 直接点刺法

先在针刺部位揉捏推按,使局部充血,然后右手持针,以拇、食二指捏住针柄,中指端紧靠针身下端,留出针尖 0.1～0.2 寸,对准已消毒过的部位迅速刺入。刺入后立即出针,轻轻挤压针孔周围,使出血数滴,然后以消毒棉球按压针孔即可。此法适于末梢部位,如十二井穴、十宣穴及耳尖穴等刺血。

2. 挟持点刺法

此法是将左手拇、食指捏起被针穴处的皮肤和肌肉,右手持针刺入 0.5～1 寸深。退针后捏挤局部,使之出血。常用于攒竹、上星、印堂等穴位的刺血。

3. 结扎点刺法

此法先以橡皮带一根结扎被针部位上端,局部消毒后,左手拇指压在被针部位下端,右手持针对准被刺部位的脉管刺入,然后立即退针,使其流出少量血液,当出血时,也可轻按静脉上端,以助瘀血排出,使毒邪得泄。待出血停止后,再将带子松开,用消毒棉球按压针孔。此法常用于肘窝、腘窝及太阳穴等处的浅表静脉,用以治疗中暑、急性腰扭伤、急性淋巴管炎等。

二、散刺法

此法又称"丛刺"、"围刺",是针对病变局部周围进行点刺的一种方法,根据病变部位大小的不同,用三棱针在病灶周围上下左右多点刺之,使其出血,以消除瘀血或水肿,达到活血去瘀、通经活络的作用。此法多

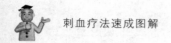

用于局部瘀血、肿痛、顽癣等。

三、叩刺法

此法是在散刺基础上的进一步发展，所用针具为皮肤针（梅花针、七星针）。操作时，以右手握住针柄后端，食指伸直压在针柄中段，利用手腕力量均匀而有节奏的弹刺，叩打一定部位。刺血所要求的刺激强度宜大，以用力叩击至皮肤上出血如珠为度。此法对某些神经性疼痛、皮肤病有较好的疗效。

四、挑刺法

此法操作时以左手按压施术部位两侧，使皮肤固定，右手持三棱针或粗圆针，将腧穴或反应点挑破出血；或深入皮内，将部分纤维组织挑出或挑断，并挤压出血，术后以碘酒消毒，敷上无菌纱布，用胶布固定。对一些惧怕疼痛的患者，可先用 0.5％普鲁卡因少许打一皮丘，再行挑治。常用于治疗目赤肿痛、丹毒、乳痈、痔疮等疾病。

挑刺的部位，根据病证不同有 3 种选点法。

1. 以痛为腧选点法

如肩周炎，即在肩关节部位寻找痛点或敏感点挑刺；甲状腺功能亢进，在甲状腺凸起部挑刺。

2. 以脊髓神经分布特点选点法

如颈椎病、颈淋巴结肿大、咽喉肿痛、甲状腺功能亢进等，可在颈项部选点挑刺；慢性前列腺炎、肛门痔疾等取腰骶部挑治。

3. 以脏腑器官病变选取相应腧穴法

如背俞穴邻近阳性反应点挑治，挑治的点可以是穴位或阳性反应点（痛点、丘疹或条索状物），但要注意与痣、毛囊炎、色素斑等相鉴别。挑治的工具除了三棱针外，还可以用圆利针，或者眼科用的角膜钩改制成的"钩状挑治针"等。

五、针罐法

即针刺后加拔火罐放血的一种治疗方法。多用于躯干及四肢近端能扣住火罐处。操作时，先以三棱针或皮肤针刺局部见血（或不见血），然后再拔火罐。一般留火罐 5～10 分钟，待火罐内吸出一定量的血液后起之。本法适用于病灶范围较大的丹毒、神经性皮炎、扭挫伤等疾病的治疗。

六、火针法

火针法又名火针刺,是用特制的粗针烧红后,刺入一定部位治疗疾病的方法。适用于寒痹、疔毒等疾病。

七、割点法

割点法是以小眉刀或手术刀切割穴位皮肤、黏膜或小静脉,放出适量血液,然后盖以消毒敷料即可。割点切口一般长 0.5 厘米左右,小静脉则以割破 1/3 为度。

第六节　适应证及禁忌证

一、适应证

凡各种实证、热证、瘀血和经络瘀滞、疼痛等均可应用刺血疗法治疗。如咽喉肿痛、牙龈肿痛、局部肿胀、肢端麻木、头痛、腰痛、痛经、风疹块、痤疮、发热、疮疡等。

二、禁忌证

临床应用刺血疗法有宜有忌,因此必须根据患者的病情、体质以及刺血部位和某些特殊情况,灵活掌握,以防发生意外。刺血禁忌有以下几种:有凝血机能障碍者,有自发出血倾向者;体弱、贫血及低血压者;孕妇、产后及习惯性流产者;外伤大出血及血管瘤患者;严重心、肝、肾功能损害者。

第七节　操作规程及注意事项

一、操作规程

操作方法是决定治疗效果的关键,也是刺血疗法在治疗过程中的重要环节,非常重要。因此,在操作中一定要掌握好以下几个步骤和要求。

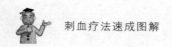

（一）针刺前的准备

1. 消毒方法

针具使用前，可放入 75％ 的乙醇中浸泡 30 分钟左右，也可高压消毒。施术部位和操作者的手指应先用 2％ 碘酒棉球消毒，再用 75％ 乙醇棉球脱碘。

2. 体位选择

治疗体位选择以施术者能够正确取穴、操作方便、病人舒适为原则。常用体位有 3 种，即卧位、坐位和立位。

卧位可分为仰卧位、侧卧位、俯卧位；坐位又可以分为仰靠坐位、侧伏坐位、俯伏坐位等。其适宜操作部位如下。

（1）仰卧位　适用于头、面、颈、胸、腹部和部分四肢的穴位。

（2）侧卧位　适用于侧头、侧胸、侧腹、臂和下肢外侧等部位的穴位。

（3）俯卧位　适用于头、项、肩、背、腰、骶和下肢后面、外侧等部位的穴位。

（4）仰靠坐位　适用于前头、面、颈、胸上部和上肢的部分穴位。

（5）侧伏坐位　适用于侧头、侧颈部的穴位。

（6）俯伏坐位　适用于头顶、后头、项、肩、背部的穴位。

（7）立位　适用于委中等特殊部位的放血，但站立时应双手扶住墙壁，以有所依托。

3. 穴位选择

取穴部位有 3 种：其一，循经取穴放血。病在何经，就取何经穴位放血。其二，表里经取穴放血。某经有病，取与该经相表里的经脉穴位放血。其三，局部取穴放血，病在何处就在何处放血。

（二）进针

进针是刺血操作的重要步骤，也是取得疗效的关键。进针包括针刺手法、出血量、治疗频率等几方面内容。

1. 针刺手法

本疗法应根据不同的应刺部位（穴位或部位）和病情而选择合理的针法进行（具体针法如前述）。

2. 出血量

本疗法通过放血治病，但出血量的多少要根据患者体质强弱、病情轻重和应刺部位不同适度掌握。针刺出血量的多少在古书记载不尽相同，或"出血如大豆"，或"微出血"，或"出血盈斗"。

（1）确定出血量的原则　根据以下几个方面的不同情况而定。

①体质：一般年轻力壮，气血旺盛者出血量可稍多；年老体弱，小儿、妇女则出血量应较少。

②部位：头面、四肢指（趾）部出血量宜少，四肢部出血量可略多。

③病情：阳证、实证、热证、新病刺血量宜偏多；阴证、虚证、久病则出血量宜少。

临床刺血治病的出血量，也是根据病人的具体情况而定。一般而言新病、实证、热证、体质较强的病人，出血量较大，10～50毫升；反之则较少，1～5毫升。

（2）确定出血量的大小　在具体操作时，对刺络出血量一般分为4种不同类型。

①微量：出血量在1滴左右，包括局部充血、渗血以及《内经》中所载"出血如大豆"、"见血而止"及"微出血"等情况。微量放血主要用于较大面积的浅表疾患如神经性皮炎、下肢慢性溃疡、银屑病、白癜风、末梢神经炎、顽癣以及慢性软组织劳损、头痛、不寐等。

②少量：出血量一般在10滴左右（大约半毫升），少量放血主要用于头面以及四肢指（趾）部穴位的一些急性、热性病，如感冒、急性结膜炎、急性咽炎、急性扁桃体炎、疟疾等。

③中等量：中等量出血是指放血量在10毫升左右。主要用于一些外科感染性疾病以及部分急症，如疔、疖、痈疽、乳腺炎、急性软组织扭伤、中暑、各种痛证等，常在四肢部用三棱针点刺放血。

④大量：出血量超过15毫升，达几十或者上百毫升，甚至更多的大量出血。这种方法多用于一些慢性全身性疾患和部分急证实证，如中风后遗症、脑震荡后遗症、真性红细胞增多症、癫狂等。放血时可以用三棱针缓刺加拔罐或注射器抽吸。

（3）治疗频率　刺血疗法的治疗时间，应根据患者体质强弱、病情轻重而定。对慢性疾病如风湿性关节炎、慢性腰腿痛、癫痫、脑血管意外后遗症等，可间隔1～2周刺血治疗1次。若效果不明显，可根据病人的情况适当增加。急性病如神志昏迷、精神分裂症躁狂不宁、急性腹痛等，可连续刺血治疗1～2次，待病情好转后，适当延长治疗间隔时间。

多数患者经针刺放血治疗1～3次就有明显效果，但也有的病例需刺络多次后才开始见效。临床上治疗次数多者达十多次,许多疾病只要能够坚持治疗一般都能够见效或痊愈。

（三）出针

出针,又称起针、退针。这是刺血操作过程中的又一重要步骤。出针方法可以分为两种,即快速出针和缓慢出针。出针要求,一般根据针法不同而有所不同。

出针后出血,一般任其自然停止即可。若出血量过多,当达到出血量要求后要立即止血,可用碘酊棉球或乙醇棉球按压针孔5～10分钟,其血自止;若出血量不足,则在出针后挤压针孔,使之出血或按摩上端血络,以加速出血或加拔火罐吸拔血液和脓血、黏液。

二、注意事项

应用刺血疗法应充分考虑患者体质的强弱、气血的盛衰以及疾病的虚实属性、轻重缓急等情况。应注意以下几种情况。

• 治疗时,应对针刺工具、皮肤进行严格消毒,以防感染。如有条件,尽可能使用一次性针具。

• 点刺、散刺时手法宜轻宜快,出血不宜过多,以数滴为宜。注意勿刺伤深部动脉。重要器官及部位不可深刺,以免发生意外。

• 操作时应避开动脉血管和高度曲张的静脉以及静脉大血管,选取边缘较小的静脉血管进针,以控制出血量。

• 针刺放血后短时间内一般不要外敷草药,避免感染。急性期忌用热水烫洗或肥皂等刺激物清洗。

• 放血疗法刺激量较大,治疗时应注意保持患者的体位舒适,谨防晕针。

• 避免抓挠,如局部有感染,应运用抗生素抗感染。忌食辛辣、虾蟹、牛羊肉、浓茶、咖啡等燥热发物。

第八节　常见反应及处理方法

刺血疗法安全可靠,一般没有什么危险性和不良反应。但是,如果病人过分担心,或操作时疏忽大意,或针刺技术不够熟练,也往往会导致异常情况的发生。在施术过程中要严格消毒,规范操作,要熟悉人体解剖结构,注意不要刺伤深部动脉,同时要密切观察病人的反应,防止发生晕针、血肿、动脉出血和皮肤感染等意外情况。若在操作过程中不慎碰到异常反应,应沉着、冷静,不要慌张,及时进行处理。

一、晕针

【原因】患者精神紧张,疲劳,空腹饥饿。

【现象】晕针是一种突发、短暂而完全性的意识丧失。发作时病人面色苍白、出冷汗、血压下降、脉细,严重者瞳孔散大、光反应迟钝、呼吸减弱、睫反射降低、大小便失禁。一般经过适当处理或不作任何处理,意识可自行恢复,多不留后遗症,但是发作时意识丧失可使患者自身受损或伤及他人。

【处理措施】针前要做好解释工作,消除患者顾虑;出现晕针时应立即停针止血,让病人平卧休息,适当饮温开水;严重者,可用艾条艾灸百会穴或用毫针针刺人中、合谷、足三里等穴位。

二、局部血肿

【原因】针尖弯曲带钩,使皮肉受损,或刺伤血管所致;针口闭塞,血液流出不畅,部分瘀血积蓄或拔罐时间过长所致。

【现象】出针后,针刺部位肿胀疼痛,重则皮肤呈现青紫色。

【处理措施】若微量的皮下出血而见局部小块青紫时,一般不必处理,可以自行消退。若局部肿胀疼痛较剧,青紫面积大而且影响到活动功能时,可先作冷敷止血,再做热敷或在局部轻轻揉按,以促使局部瘀血消散吸收。

三、动脉出血

【原因】多因技术不熟练,误刺伤动脉所致。

【现象】血射如线,流血不止。

【处理措施】不要紧张,可用消毒纱布作局部加压止血,出血即可停止。

四、感染

【原因】多因操作时消毒不严格引起。

【现象】针刺治疗几天后,局部出现红、肿、热、痛等情况。轻者一般全身症状很轻或者不出现全身症状,重者可出现发热、怕冷、头疼、疲乏等表现。

　　【处理措施】严禁在感染部位和该血管附近再进行刺络放血,局部可贴敷上消炎膏药,严重者可口服消炎药。

第二章 刺血疗法用于内科疾病

第一节 感 冒

感冒是一种外感风邪或时行病毒所引起的发热性疾病,现代医学称之为呼吸道感染性疾病,临床表现为发热、恶寒、头痛、鼻塞、流涕、喷嚏、咳嗽、咽喉肿痛、脉浮。感冒一年四季皆可发病,以冬春寒冷季节为多,是临床常见的多发病。由于外感病邪不同,感冒有风寒、风热和暑湿之分。

一、风寒感冒

(一)症状

以恶寒重、发热轻、头痛、无汗、流清涕、痰稀白、口不渴、舌苔薄白为主要症状。

(二)治法

1. 方法一

(1)选穴 风池、风门、肺俞。

(2)定位 风池:在项部,当枕骨之下,与风府相平,胸锁乳突肌与斜方肌上端之间的凹陷处。见图 2-1-1。

风门:在背部,第二胸椎棘突下旁开 1.5 寸。见图 2-1-2。

肺俞:在背部,第三胸椎棘突下旁开 1.5 寸。见图 2-1-3。

(3)操作方法 用点刺放血法。用三棱针在所选穴位和穴位附近血络点刺 2～3 下,使之出血 5～10 毫升。针后于风门、肺俞穴上拔火罐,留罐 10 分钟。每日或隔日 1 次,中病即止。

2. 方法二

(1)选穴 大椎。

(2)定位 大椎:右背部后正中线上,第七颈椎棘突下凹陷中。见图 2-1-3。

(3)操作方法　用点刺放血加拔火罐法。用三棱针在所选穴位局部点刺2～3下,使之出血,并于上述部位拔火罐,留罐10分钟,以微出血为度。每日或隔日1次,中病即止。

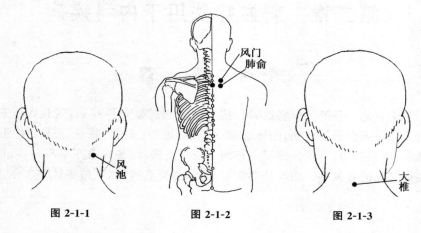

图 2-1-1　　　　　　　图 2-1-2　　　　　　　图 2-1-3

二、风热感冒

(一)症状

以恶寒轻、发热重、头痛、有汗、流浊涕、痰黄稠、口渴、舌苔薄黄为主要症状。

(二)治法

1. 方法一

(1)选穴　大椎、少商。

(2)定位　大椎:见前。

　　　　少商:在手拇指末节桡侧,距指甲角0.1寸(指寸)处。

(3)操作方法　用点刺放血加拔火罐法。穴位常规消毒后,用三棱针在所选穴位及局部点刺2～3下,使之出血5～10毫升,并于大椎穴位上拔火罐10分钟。隔日1次,中病即止。

2. 方法二

(1)选穴　大椎、十宣。

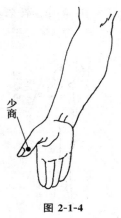

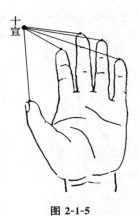

图 2-1-4　　　　　　　　　图 2-1-5

（2）定位　大椎：见前。

十宣：在手十指尖端，距指甲游离缘 0.1 寸，左右共 10 个
穴位。见图 2-1-5。

（3）操作方法　用点刺放血法。穴位常规消毒后，用三棱针在大椎穴
及十宣上点刺，十宣穴并用手指挤压使之出血适量。每日或隔日 1 次，中
病即止。

三、暑湿感冒

（一）症状

多见于夏季，感受当令暑邪，暑多夹湿，暑湿并重，以发热、汗出热不
解、鼻塞、流浊涕、头昏、头痛、头胀、身重倦怠、心烦口渴、胸闷欲呕、尿短
赤、舌苔黄腻为主要症状。

（二）治法

（1）选穴　肺俞、尺泽、阴陵泉。
（2）定位　肺俞：见前。

尺泽：在肘横纹中，肱二头肌肌腱桡侧凹陷处。见图 2-
1-6。

阴陵泉：在小腿内侧，当胫骨内侧髁后下方凹陷处。见图
2-1-7。

（3）操作方法　用点刺放血法。穴位常规消毒后，用三棱针在所选穴

位和穴位附近血络点刺2~3下,使之出血5~10毫升。针后在肺俞穴上拔罐10分钟。每日或隔日1次,中病即止。

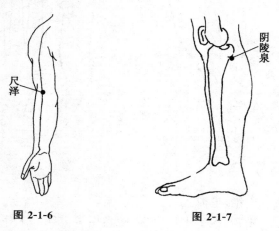

图 2-1-6   图 2-1-7

四、注意事项

(1)保持室内空气新鲜,温度适宜。

(2)多饮水,饮食宜清淡,轻度发热时宜以食素、半流质,热退后逐渐改为食荤、半流质或普通饮食。

(3)慎起居,适寒温,锻炼身体,增强体质。

五、病例

王某,男,8岁,主诉:发热、头痛、咽痛、流涕3天,舌质红、苔薄白少津,脉浮数。服用康泰克等效果不显。体查:体温38℃,咽充血明显,扁桃体Ⅱ度肿大,心率96次/分,律整;双肺呼吸音清,未闻及干、湿性啰音。予大椎点刺、拔罐放血,同时配合少商、商阳点刺使之出少量血,治疗1次后热已退,3次诸症全消。

第二节　咳　　嗽

咳嗽是机体对侵入气道病邪的一种保护性反应。古人以有声无痰称为咳,有痰无声为之嗽。临床上二者常并见,通称为咳嗽。根据发作时特点及伴随症状的不同,一般可以分为风寒咳嗽、风热咳嗽及风燥咳嗽。

一、风寒咳嗽

（一）症状

咳嗽声音较重，咽痒，咳痰较稀薄，色白，多兼有鼻塞，流清涕，头痛，肢体酸痛，怕冷，或见发热，无汗，舌淡红，苔薄白，脉浮或浮紧。

（二）治法

1. 方法一

（1）选穴　大椎、尺泽、鱼际、经渠。

（2）定位　大椎：右背部后正中线上，第七颈椎棘突下凹陷中。见图2-1-3。

尺泽：在肘横纹中，肱二头肌肌腱桡侧凹陷处。见图2-2-1。

鱼际：在手拇指本节（第1掌指并节）后凹陷处，约当第1掌骨中点桡侧，赤白肉际处。见图2-2-1。

经渠：在前臂掌面桡侧，桡骨茎突与桡动脉之间凹陷处，腕横纹上1寸。见图2-1-1。

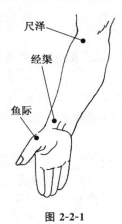

图 2-2-1

（3）操作方法　用点刺放血法。用三棱针在所选穴位和穴位附近血络点刺2～3下，使之出血5～10毫升。针后于大椎穴上拔火罐，留罐10分钟。每日或隔日一次，中病即止。

2. 方法二

（1）选穴　肺俞、风门。

（2）定位　肺俞：见前。

风门：在背部，第二胸椎棘突下旁开1.5寸。见图2-1-2。

（3）操作方法　用点刺放血法。用三棱针在所选穴位和穴位附近血络点刺2～3下，使之出血5～10毫升，并于上述穴位上拔火罐10分钟。每日或隔日一次，中病即止。

二、风热咳嗽

（一）症状

咳嗽频繁、剧烈，气粗或咳声沙哑，喉燥咽痛，咳痰不爽，痰黏稠或稠黄；多兼有咳时出汗，鼻流黄涕，口渴，头痛，肢体酸软，怕风，身体发热，舌红，苔薄黄，脉浮数或浮滑。

（二）治法

1. 方法一

（1）选穴　太冲、少商、丰隆、风门。

（2）定位　太冲：在足背侧，当第一跖骨间隙的后方凹陷处。见图1-2-2。

少商：在手拇指末节桡侧，距指甲角0.1寸（指寸）处。见图2-1-4。

丰隆：在小腿前外侧，当外踝尖上8寸，距胫骨前缘二横指（中指）。见图2-2-2。

风门：见前。

（3）操作方法　用刺络放血法。穴位常规消毒后，用三棱针在所选穴位和穴位附近血络点刺2～3下，使之出血适量，并于丰隆、风门穴位上拔火罐10分钟。隔日1次，中病即止。

2. 方法二

（1）选穴　大椎、肺俞、天突。

（2）定位　大椎：见前。

肺俞：见前。

天突：仰靠坐位。在颈部，当前正中线上，胸骨上窝中央。见图2-2-3。

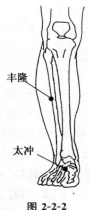
图 2-2-2

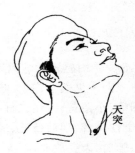
图 2-2-3

（3）操作方法　用点刺放血法。穴位常规消毒后，用三棱针在所选穴位和穴位附近血络点刺 2～3 下，使之出血适量。针后在大椎、肺俞穴上拔罐 10 分钟。每日或隔日 1 次，中病即止。

三、风燥咳嗽

（一）症状

干咳，连声作呛，无痰或有少量黏痰，不易咳出；多伴有喉咙发痒，唇鼻干燥，咳甚则胸痛，或痰中带有血丝，口干，咽干而痛，或鼻塞，头痛，微寒，身热，舌红干而少津，苔薄白或薄黄而干，脉浮数。

（二）治法

（1）选穴　肺俞、尺泽。
（2）定位　肺俞：见前。
　　　　　　尺泽：见前。
（3）操作方法　用点刺放血法。穴位常规消毒后，用三棱针在所选穴位和穴位附近血络点刺 2～3 下，使之出血适量。针后在肺俞穴上拔罐 10 分钟。每日或隔日 1 次，中病即止。

四、注意事项

（1）注意气候变化，做好防寒保暖，避免受凉，尤其在气候反常时更要注意调摄。

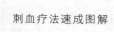

(2)咳嗽痰多,饮食不宜肥甘厚味,以免蕴湿生痰。

(3)适当参加体育锻炼,以增强体质,提高抗病能力。

(4)戒烟酒等不良习惯。

五、病例

黄某,女,5岁。因感冒后咳嗽不止 10 天就诊,曾用青霉素等抗生素及服用各种止咳药未见效。症见:咳嗽,痰少难出,晚上加剧,甚则咳至干呕,伴鼻塞、咽痛,小便黄,大便二日一行,质硬,舌尖红,苔白。体查:两肺呼吸音粗,有干性啰音,咽后壁红,扁桃体Ⅱ度肿大。诊断为外感咳嗽,即取耳尖、大椎、肺俞、天突放血,予大椎、肺俞(双)拔罐,拔罐后皮肤呈紫黑色。治疗完毕,病人咽痛已消失,当天晚上咳嗽明显减少,痰黄易出,鼻出脓涕。第二天就诊,再予耳尖、大椎、肺俞等穴放血及拔罐。第三天来告知,患儿咳嗽已除,无自觉不适症状,临床治愈。

第三节　哮　　喘

哮喘是由于宿痰伏肺,遇诱因引触,导致痰阻气道,气道挛急,肺失肃降,肺气上逆所致的发作性痰鸣气喘疾患。发作时喉中哮鸣有声,呼吸气促困难,甚则喘息不能平卧。引发哮喘的原因有多种,主要病因为过敏原刺激和肺部病毒感染。常见的过敏原有花粉、灰尘、霉菌、吸烟、化学气体及动物皮屑等。

本病有季节性发病或加重的特点,常先有喷嚏、咽喉发痒、胸闷等先兆症状,如不及时治疗可迅速出现哮喘。根据发作时特点及伴随症状的不同,一般可以分为寒哮,热哮及脾肺虚弱、气虚乏力 3 型。

一、寒哮

(一)症状

呼吸急促,喉中哮鸣有声,胸隔满闷如塞;伴有咳嗽,痰少咳吐不爽,或清稀呈泡沫状,口不渴,或渴喜热饮,面色晦黯带青色,形寒怕冷,或小便清,天冷或受寒易发,或怕冷,无汗、身体疼痛,舌淡,苔白腻,脉弦紧或浮紧。

（二）治法

(1)选穴　风门、肺俞、定喘。

(2)定位　风门:在背部,第二胸椎棘突下旁开1.5寸。见图2-3-1。

肺俞:在背部,当第三胸椎棘突下,旁开1.5寸。见图2-3-1。

定喘:在背部,第七颈椎棘突下,旁开0.5寸。见图2-3-1。

(3)操作方法　用点刺放血法。用三棱针在所选穴位和穴位附近血络点刺2～3下,使之出血5～10毫升。针后于上述穴位上拔火罐,留罐10分钟。每日或隔日1次,中病即止。

二、热哮

（一）症状

气粗息涌,喉中痰鸣如吼,胸胁胀闷;伴有咳嗽频作,咳痰色黄,黏浊稠厚,咳吐不利,烦闷不安,不恶寒,汗出,面赤,口苦,口渴喜饮,舌红,苔黄腻,脉弦滑或滑数。

（二）治法

(1)选穴　大椎、定喘、肺俞、膈俞、丰隆。

(2)定位　大椎:俯伏坐位。当背部后正中线上,第七颈椎棘突下凹陷中。见图2-3-2。

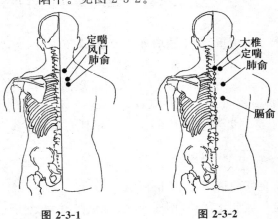

图 2-3-1　　　　　　　　图 2-3-2

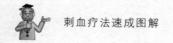

定喘:见前。

肺俞:见前。

膈俞:在背部,当第七胸椎棘突下,旁开1.5寸。见图2-3-2。

丰隆:在小腿前外侧,当外踝尖上8寸,距胫骨前缘二横指(中指)。见图2-2-2。

(3)操作方法 用刺络放血法。穴位常规消毒后,用三棱针在所选穴位和穴位附近血络点刺2～3下,使之出血5～10毫升,并于上述穴位上拔火罐10分钟。隔日1次,中病即止。

三、脾肺虚弱、气虚乏力

(一)症状

咳喘气短,稍运动则加剧,咳声较低,痰多清稀,神疲乏力,食欲减退,大便稀薄,舌淡苔薄白,脉细弱。

(二)治法

(1)选穴 肺俞、定喘、膈俞、脾俞、足三里。

(2)定位 肺俞:见前。

定喘:见前。

膈俞:见前。

脾俞:在背部,当第十一胸椎棘突下,旁开1.5寸。见图2-3-3。

足三里:在小腿前外侧,当犊鼻下3寸,距胫骨前缘一横指(中指)。见图2-3-4。

(3)操作方法 用点刺放血法。穴位常规消毒后,用三棱针在所选穴位和穴位附近血络点刺2～3下,使之出血适量。针后在背俞穴上拔罐10分钟,并于足三里穴上艾灸15分钟。每日或隔日1次,中病即止。

四、注意事项

(1)保持良好的情绪,避免精神刺激。

(2)适应气候变化,随时增减衣服,避免接触刺激性气体及易导致过敏的灰尘、花粉、食物、药物和其他可疑异物。

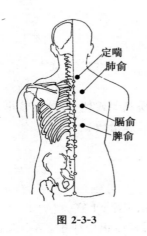

图 2-3-3

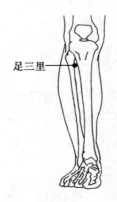

图 2-3-4

（3）平时饮食宜清淡而富有营养,忌生冷、肥甘、厚味、辛辣等。

（4）戒烟酒等不良习惯。

五、病例

王某,男,3岁。1年来时有咳喘、憋甚,有时发热 39℃ 左右,口唇发青,喉间有哮鸣音,经西医抗生素对症治疗后热退,但喘憋仍持续时间长。遂用刺血疗法治疗。取穴:大椎、定喘（双）、肺俞（双）、膈俞（双）、脾俞（双）、足三里（双）。用梅花针在背俞穴上轻敲数下,至皮肤潮红露出少量血丝,然后于上述穴位上拔火罐,留罐 5 分钟,吸出少量恶血。治疗后,喘咳渐止。2 个月后其喘又发作,较前几次症状为轻,予前法施治 10 次,之后未见哮喘发作。

第四节　肺　炎

肺炎是由肺炎双球菌感染所致,常因外感风邪,劳倦过度,导致肺失宣降,痰热郁阻而发病。临床表现的特点为:起病急、寒战、高热、咳嗽、咳痰、胸痛、气急、呼吸困难、发绀、恶心、呕吐、食欲不振等。根据发作时特点及伴随症状的不同一般分为痰热郁肺及风热犯肺 2 型。

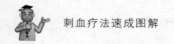

一、痰热郁肺

(一)症状

咳嗽气急,或喉中有痰声,痰多、质黏厚或稠黄,较难咳出,咳时胸痛,发热,口干欲饮水,面红,舌红,苔黄腻,脉滑数。

(二)治法

1. 方法一

(1)选穴　大椎、风门、定喘、肺俞、丰隆、十宣。

(2)定位　大椎:俯伏坐位。当后背后正中线上,第七颈椎棘突下凹陷中。见图2-4-1。

风门:在背部,第二胸椎棘突下旁开1.5寸。见图2-4-1。

定喘:在背部,第七颈椎棘突下,旁开0.5寸。见图2-4-1。

肺俞:在背部,当第三胸椎棘突下,旁开1.5寸。见图2-4-1。

丰隆:在小腿前外侧,当外踝尖上8寸,条口外,距胫骨前缘二横指(中指)。见图2-2-2。

十宣:在手十指尖端,距指甲游离缘0.1寸,左右共10个穴位。见图2-1-5。

(3)操作方法　用点刺放血法。用三棱针在所选穴位和穴位附近血络点刺2～3下,使之出血5～10毫升。每日或隔日1次,中病即止。

2. 方法二

(1)选穴　太阳、丰隆。

(2)定位　太阳:在颞部,当眉梢与目外眦之间,向后约一横指的凹陷处。见图2-4-2。

丰隆:见前。

(3)操作方法　用点刺放血法。用三棱针在所选穴位和穴位附近血络点刺2～3下,使之出血5～10毫升。每日或隔日1次,中病即止。

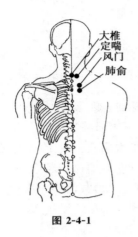

图 2-4-1

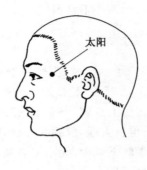

图 2-4-2

二、风热犯肺

(一)症状

咳嗽频繁,喉咙干燥,咽痛,痰色黄,身热,伴有汗出,鼻流黄涕,口渴,面红目赤,舌红,苔薄黄,脉浮数。

(二)治法

(1)选穴 大椎、定喘、肺俞、膈俞、丰隆。

(2)定位 大椎:见前。

定喘:见前。

肺俞:见前。

膈俞:在背部,当第七胸椎棘突下,旁开 1.5 寸。见图 2-3-2。

丰隆:见前。

(3)操作方法 用刺络放血法。穴位常规消毒后,用三棱针在所选穴位和穴位附近血络点刺 2～3 下,使之出血 5～10 毫升,并于上述穴位上拔火罐 10 分钟。隔日 1 次,中病即止。

三、注意事项

(1)平时饮食宜清淡而富有营养,忌生冷、肥甘、厚味、辛辣等。

(2)适应气候变化,随时增减衣服,适当参加体育锻炼,以增强体质,

29

提高抗病能力。

（3）戒烟酒等不良习惯。

四、病例

黄某，男，48 岁。因发热，咳嗽，胸痛，咳黄色痰 3 天就诊。T:38.8℃,舌苔黄,脉弦数。诊断为:肺炎（痰热郁肺）。遂用三棱针于太阳、丰隆穴位上点刺 2～3 下，使之出血，其中太阳穴出血 10 滴左右，丰隆穴点刺后再拔火罐，留罐 8 分钟，吸出 5 毫升左右的血。经第一次放血治疗后，患者咳嗽减少，无明显胸痛。以后每日 1 次，共治疗 5 次后，症状缓解，无明显不适。

第五节 眩 晕

临床上以头晕、眼花为主症的一类病证称为眩晕。眩即眼花,晕是头晕,两者常同时并见,故统称为"眩晕"。其轻者闭目可止,重者如坐车船,有旋转不定的感觉,不能站立,或伴有恶心、呕吐、汗出、面色苍白等症状,严重者可突然仆倒。根据发作时特点及伴随症状的不同一般分为气血亏虚、痰浊阻滞 2 型。

一、气血亏虚

（一）症状

眩晕,动则加剧,遇劳累则发作,伴有神疲懒言,四肢乏力,自汗出,面无光泽,色较苍白,唇甲淡白,时有心跳快,眠差,舌淡,苔薄白,脉细弱。

（二）治法

（1）选穴 印堂、大椎、太冲、太溪、膈俞、肝俞、肾俞、脾俞。

（2）定位 印堂:在前额部,当两眉头间连线与前正中线之交点处。见图 2-5-2。

大椎:俯伏坐位。当背部后正中线上,第七颈椎棘突下凹陷中。见图 2-5-3。

太冲:在足背侧,当第一跖骨间隙的后方凹陷处。见图 2-5-1。

太溪:在足内侧,内踝后方,当内踝尖与跟腱之间的凹陷
　　　处。见图 2-5-1。

膈俞:在背部,当第七胸椎棘突下,旁开 1.5 寸。见图 2-
　　　5-3。

肝俞:在背部,当第九胸椎棘突下,旁开 1.5 寸。见图 2-
　　　5-3。

肾俞:在背部,当第二腰椎棘突下,旁开 1.5 寸。见图 2-
　　　5-3。

脾俞:在背部,当第十一胸椎棘突下,旁开 1.5 寸。见图 2-
　　　5-3。

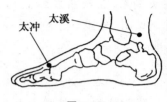

图 2-5-1

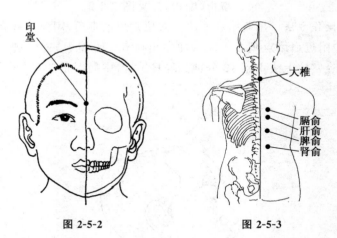

图 2-5-2　　　　　　　　　　图 2-5-3

　　(3)操作方法　用点刺放血法。印堂、大椎 2 穴点刺出血,出血即止;
太冲、太溪 2 穴点刺出血,挤出血液 2～3 滴;膈俞、肝俞、肾俞、脾俞用三
棱针在所选穴位和穴位附近血络点刺下,使之出血 5～10 毫升,并于上述
穴位上拔火罐 10 分钟。每日或隔日 1 次,中病即止。

二、痰浊阻滞

（一）症状

视物旋转，自觉头重，胸闷，时有恶心感，呕吐痰涎，胸腹部闷满不适，胃口差，精神疲倦，舌淡，苔白腻，脉弦滑。

（二）治法

1. 方法

（1）选穴　头维、脾俞、肝俞、膈俞、丰隆。

（2）定位　头维：在头侧部，在额角发际上0.5寸，头正中线旁4.5寸。见图2-5-4。

脾俞：见前。

肝俞：见前。

膈俞：见前。

丰隆：在小腿前外侧，当外踝尖上8寸，条口外，距胫骨前缘二横指（中指）。见图2-2-2。

（3）操作方法　用刺络放血法。穴位常规消毒后，用三棱针在所选穴位和穴位附近血络点刺2～3下，使之出血5～10毫升，并于脾俞、肝俞、膈俞、丰隆穴位上拔火罐10分钟。隔日1次，中病即止。

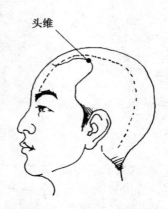

头维

图2-5-4

三、注意事项

(1)保持充足的睡眠,注意劳逸结合。眩晕发作时应卧床休息,闭目养神,少作或不作旋转、弯腰等动作,以免诱发或加重病情。

(2)饮食以清淡易消化为宜,多吃蔬菜、水果,忌烟酒、油腻、辛辣之品。

四、病例

刘某,女,74 岁,家庭妇女。主诉自 1992 年以来,每年发作十几次眩晕、耳鸣。每次经过吃药打针后消除。近 2 年发作频繁,病情较重,经诊断为眩晕病。近日眩晕发作,天旋地转,恶心呕吐,耳部重听,眼球震颤,舌淡,苔薄白,脉细弱。吃药打针不见显效。遂于印堂、大椎 2 穴点刺出血 3～5 滴;太冲、太溪 2 穴点刺出血,并挤出血液 2～3 滴;用三棱针在膈俞、肝俞、肾俞、脾俞及穴位附近血络点刺下,使之出血,并于上述穴位上拔火罐 10 分钟。经上述方法治疗 1 次,眩晕立止。

第六节　头　痛

头痛是一种常见的自觉症状,引起原因较复杂,是以头部疼痛为主要症状的一种病证。头部或五官疾病可致头痛,头部以外或全身性疾病也可致头痛,所以必须辨清头痛的发病原因,方可对症治疗,但颅内占位性病变或颅外伤所致头痛,不宜用刺血治疗。根据病因及发作时特点的我们一般分为风寒头痛、风热头痛、肝阳上亢头痛 3 型。

一、风寒头痛

(一)症状

全头痛,痛势较剧烈,痛连项背,常喜裹头,恶风寒,口淡不渴,舌淡红,苔薄白,脉浮紧。

(二)治法

(1)选穴　百会、太阳、印堂、少商、风池。

(2)定位　百会:正坐位。在头部,当前发际正中直上 5 寸,或两耳尖

33

连线的中点处。见图 2-6-1。

太阳:在颞部,当眉梢与目外眦之间,向后约一横指的凹陷
　　处。见图 2-6-1。

印堂:在前额部,当两眉头间连线与前正中线之交点处。
　　见图 2-6-1。

少商:在手拇指末节桡侧,距指甲角 0.1 寸(指寸)处。见
　　图 2-1-4。

风池:在项部,当枕骨之下,与风府相平,胸锁乳突肌与斜
　　方肌上端之间的凹陷处。见图 2-6-2。

(3)操作方法　用点刺放血法。穴位常规消毒后,用三棱针在上述部
位点刺放血少许。每日一次,中病即止。

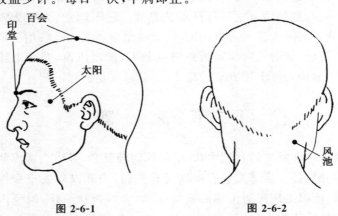

图 2-6-1　　　　　　　　　　　　　　图 2-6-2

二、风热头痛

(一)症状

头痛而胀,甚则疼痛如裂,伴有发热恶风,面红赤,口渴喜饮,大便秘
结,小便黄赤,舌红,苔黄,脉浮数。

(二)治法

(1)选穴　太阳(双)、耳尖(双)。

(2)定位　太阳:见前。

耳尖:在耳郭的上方,当折耳向前,耳郭上方的尖端处。见

图 2-6-3。

（3）操作方法　用捏起放血法。穴位常规消毒后，用三棱针在所选穴位（先左后右）点放血，或用手指挤压出血，令每个穴位出血 2~3 滴。隔日 1 次，5 次为 1 疗程。

三、肝阳上亢头痛

（一）症状

头胀痛，头痛多为两侧，伴有头晕目眩，心烦易怒，面红目赤，口苦胁痛，失眠多梦，舌红，苔薄黄，脉沉弦有力。

（二）治法

1. 方法一

（1）选穴　率谷（双）。

（2）定位　率谷：在头部，当耳尖直上入发际 1.5 寸，角孙穴直上方。见图 2-6-4。

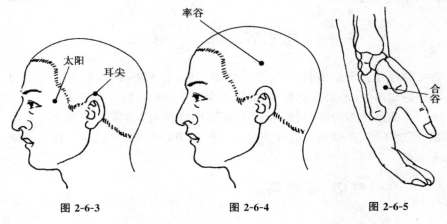

图 2-6-3　　　　　　　图 2-6-4　　　　　　　图 2-6-5

（3）操作方法　用点刺放血法。穴位常规消毒后，用三棱针在上述部位点刺放血少许。每日 1 次，中病即止。

2. 方法二

（1）选穴　合谷（双）、太冲（双）。

（2）定位　合谷：在手背，第一、第二掌骨间，当第二掌骨桡侧的中点处。见图 2-6-5。

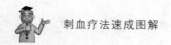

太冲:在足背侧,当第一跖骨间隙的后方凹陷处。见图 2-2-2。

(3)操作方法 用点刺放血法。穴位常规消毒后,用三棱针在上述穴位点刺放血少许。每日 1 次,中病即止。

四、注意事项

(1)平时饮食宜清淡而富有营养,忌生冷、肥甘、厚味、辛辣等食品,戒烟酒等不良习惯。

(2)若头痛剧烈、呕吐频频者,当及时作相应治疗,以防意外。

五、病例

李某,女,26 岁。5 年前不明原因出现头痛,以左侧为甚,呈搏动性,伴有恶心,夜间多梦,每次发作持续 2～3 天。诊见:脉弦,舌质暗红,苔薄白。神经系统检查及眼底检查未见异常。用点刺放血法,用三棱针在百会、太阳(双)、印堂、少商、风池等部位点刺放血少许。每日 1 次,10 天后头痛消失。追访半年,未复发。

第七节 惊 悸

惊悸是指气血虚弱,痰饮瘀血阻滞心脉,心失所养,心脉不畅等引起的以惊慌不安、心脏急剧跳动、不能自主为主要症状的一种病证。

本病临床多为阵发性,有时也有呈持续性者,并伴有胸痛、胸闷、喘息、吸气不够、头晕和失眠等症状。一般分为心气虚、胆怯易惊和心脾两虚 2 型。

一、心气虚、胆怯易惊

(一)症状

心悸不宁,善惊易怒,稍惊即发,劳累则加重,兼有胸闷气短,自汗出,坐卧不安,不愿闻及声响,少寐多梦而易惊醒,舌淡,苔薄白,脉细略数或细弦。

(二)治法

(1)选穴 内关、心俞、肝俞、胆俞。

(2)定位　内关：在前臂掌侧，当曲泽与大陵的连线上，腕横纹上2寸，掌长肌肌腱与桡侧腕屈肌肌腱之间。见图2-7-1。

心俞：俯卧位，在第五胸椎棘突下，旁开1.5寸处。见图2-7-2。

肝俞：俯卧位，在第九胸椎棘突下，旁开1.5寸处。见图2-7-2。

胆俞：俯卧位，在第十胸椎棘突下，旁开1.5寸处。见图2-7-2。

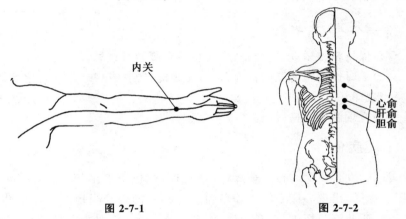

图 2-7-1　　　　　　　　　　图 2-7-2

(3)操作方法　用点刺放血法。穴位常规消毒后，用三棱针在上述部位点刺放血少许，然后拔罐10分钟。起罐后，再用艾条各悬灸10分钟。隔日1次，5次为1疗程。

二、心脾两脏虚损

(一)症状

心跳不安，气短，失眠多梦，思虑劳心则加重，多伴有神疲乏力，眩晕健忘，面色无华，口唇色淡，食少腹胀，大便稀烂，舌淡红，苔白，脉细弱。

(二)治法

(1)选穴　内关、心俞、脾俞、胆俞、足三里。
(2)定位　内关：见前。

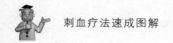

心俞:见前。

脾俞:俯卧位,在第十一胸椎棘突下,旁开 1.5 寸处。见图 2-3-3。

胆俞:见前。

足三里:在小腿前外侧,当犊鼻下 3 寸,距胫骨前缘一横指 (中指)。见图 2-3-4。

(3)操作方法　用点刺放血法。穴位常规消毒后,用三棱针在上述部位点刺放血少许,然后拔罐 10 分钟。起罐后,再用艾条各悬灸 10 分钟。隔日 1 次,5 次为 1 疗程。

三、注意事项

(1)保持精神乐观,情绪稳定,避免惊恐刺激及忧思恼怒等。

(2)平时饮食宜清淡而富有营养,忌生冷、肥甘、厚味、辛辣等之品,生活要有规律。

(3)戒烟酒等不良习惯。

四、病例

江某,女,30 岁。心悸烦躁,神情忧郁,惊惧不安半年。患者于半年前因受惊吓,出现心慌心跳。噩梦纷呈,头昏目眩,经当地医院用中药养心安神,西药调节情志,镇静治疗,均未见效。近 1 个月来病情加重,表现为心悸、胸闷、烦躁、失眠、纳差、叹息、便秘、小便短少,舌红苔微黄,脉弦细。脉症合参,病属惊悸(心气虚,胆怯易惊),遂按上述方案治疗,每日 1次。经治疗 6 次后,患者夜能入寐,二便得调,心情略舒。又继续治疗 6次后,诸症悉减。

第八节　慢性胃炎

凡由于脾胃受损,气血不调所引起的胃脘部疼痛,称之胃痛。慢性胃炎可由急性胃炎转变而来,也可因不良饮食习惯,长期服用对胃有刺激的药物,口、鼻、咽、幽门部位的感染病灶及自身的免疫性疾病等原因而导致。

临床表现为慢性反复性的上腹部疼痛、胃口差、消化不良、胃酸过多、饱胀感、嗳气等。一般分为胃气壅滞、肝胃气滞、脾胃虚寒 3 型。

一、胃气壅滞

(一)症状

胃脘胀痛,食后加重,嗳气,有酸腐气味,或有明显伤食病史,或有感受外邪病史,或有怕冷、怕热、肢体困重等感觉,舌红,苔薄白或厚,脉滑。

(二)治法

(1)选穴　胃俞、脾俞、中脘、天枢、足三里。

(2)定位　胃俞:俯卧位,在第十二胸椎棘突下,旁开 1.5 寸处。见图 2-8-1。

　　　　　脾俞:俯卧位,在第十一胸椎棘突下,旁开 1.5 寸处。见图 2-8-1。

　　　　　中脘:仰卧位。在上腹部,前正中线上,当脐中上 4 寸。见图 2-8-2。

　　　　　天枢:在腹中部,距脐中 2 寸。见图 2-8-2。

　　　　　足三里:在小腿前外侧,当犊鼻下 3 寸,距胫骨前缘一横指(中指)。见图 2-3-4。

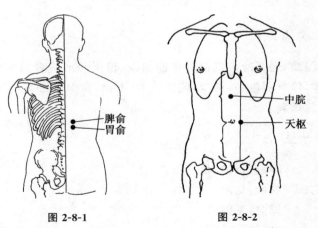

图 2-8-1　　　　　　　　　图 2-8-2

(3)操作方法　用点刺放血法。穴位常规消毒后,用点刺放血法。穴位常规消毒后,用三棱针在上述部位点刺放血 5~10 毫升。每日 1 次,中病即止。每日 1 次,中病即止。

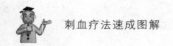
二、肝胃气滞

(一)症状

胃脘胀痛,连及两胁,疼痛攻撑走窜,可因情志变化而加重,伴有善太息,不思饮食,精神抑郁,夜寐不安,舌红,苔薄白,脉弦。

(二)治法

(1)选穴　胃俞、肝俞、足三里、太冲。

(2)定位　胃俞:见前。

　　　　　肝俞:俯卧位,在第九胸椎棘突下,督脉旁开 1.5 寸处取
　　　　　　　穴。见图 2-5-3。

　　　　　足三里:见前。

　　　　　太冲:在足背侧,当第一跖骨间隙的后方凹陷处。见图 2-
　　　　　　　2-2。

(3)操作方法　用点刺放血法。穴位常规消毒后,用三棱针在上述部位点刺放血 5～10 毫升。每日 1 次,中病即止。

三、脾胃虚寒

(一)症状

胃脘隐痛,遇寒冷或饥饿时疼痛加剧,得温暖或进食后则缓解,喜温暖,喜按揉,伴有面色差,神疲,四肢乏力、不温,食少便稀薄,或吐清水,舌淡,苔白,脉虚弱。

(二)治法

(1)选穴　脾俞、胃俞、足三里。

(2)定位　脾俞:见前。

　　　　　胃俞:见前。

　　　　　足三里:见前。

(3)操作方法　用点刺放血法。穴位常规消毒后,用三棱针在上述部位点刺放血 5～10 毫升。并用艾条悬灸 10 分钟。每日 1 次,中病即止。

四、注意事项

（1）饮食以清淡易消化为宜，多吃蔬菜、水果，忌烟酒、油腻、生冷、辛辣之品。

（2）适应气候变化，随时增减衣服，适当参加体育锻炼，以增强体质，提高抗病能力。

（3）戒烟酒等不良习惯。

五、病例

刘某，女，59 岁。患者胃脘部疼痛 2 年，近日加重。曾服用西药治疗，效果不佳。现症见胃脘部疼痛间作，食后为甚，腹部胀满，不能平坐，晨起口干，不欲饮食，口淡乏味，时有呃逆嗳气，大便不爽，不成形，2 日 1 次。舌暗边有齿痕，苔薄白略干，脉弦细。胃镜检查：胃黏膜充血水肿，有点状出血点，诊断为慢性胃炎。中医辨证为胃气壅滞，遂按胃气壅滞型方案予刺血治疗，经治疗 8 次后，诸症悉除。嘱清淡饮食继续调护，保持心情舒畅。半年后随访，未见复发。

第九节　胃下垂

由于腹腔内脂肪薄弱，腹壁肌肉松弛，导致胃低于正常位置，称为胃下垂。胃下垂属胃无力症，多见于消耗性疾病患者及无力型体质者，直接影响消化功能。

临床表现为上腹胀满、食欲不振、胃痛、消瘦、乏力、嗳气、恶心、呕吐、肠鸣、胃下坠感，或伴有便秘、腹泻、气短、眩晕、心悸、失眠、多梦等。一般分为脾脏虚损、中气下陷及脾胃不和 2 型。

一、脾脏虚损、中气下陷

（一）症状

面色萎黄，形体消瘦，神疲乏力，少气懒言，食欲不振，脘腹胀满不适，食后加重，平卧减轻，常伴有嗳气或泛吐痰涎，大便稀薄，舌淡，苔薄白，脉虚弱。

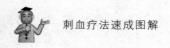

（二）治法

(1)选穴　胃俞、中脘、关元、足三里。

(2)定位　胃俞:俯卧位,在第十二胸椎棘突下,督脉旁开 1.5 寸处取
　　　　　穴。见图 2-8-1。

　　　　　中脘:仰卧位。在上腹部,前正中线上,当脐中上 4 寸。见
　　　　　图 2-9-1。

　　　　　关元:仰卧位。在下腹部,前正中线上,当脐下 3 寸。见图
　　　　　2-9-1。

　　　　　足三里:在小腿前外侧,当犊鼻下 3 寸,距胫骨前缘一横指
　　　　　(中指)。见图 2-3-4。

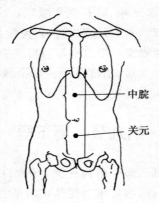

图 2-9-1

（3）操作方法　用点刺放血法。穴位常规消毒后,用三棱针在上述部
位点刺放血少许,然后拔罐 10 分钟。起罐后,再用艾条各悬灸 10 分钟。
隔日 1 次,5 次为 1 疗程。

二、脾胃不和

（一）症状

胃脘胀闷不适,食入难以消化,嗳气,甚者恶心呕吐,大便时干时稀,
舌淡红,苔白或厚,脉缓。

（二）治法

(1) 选穴 胃俞、脾俞、中脘。

(2) 定位 胃俞：见前。

脾俞：俯卧位,在第十一胸椎棘突下,督脉旁开 1.5 寸处取穴。见图 2-8-1。

中脘：见前。

(3) 操作方法 用散刺拔罐法。穴位常规消毒后,用梅花针在所选穴位散打至微出血,然后拔罐 10 分钟。隔日 1 次,5 次为 1 疗程。

三、注意事项

(1) 饮食以清淡易消化且富有营养为宜,多吃蔬菜、水果,忌烟酒、油腻、生冷、辛辣之品。

(2) 适当参加体育锻炼,以增强体质,提高抗病能力。

(3) 戒烟酒等不良习惯。

四、病例

赵某某,男,汉,58 岁,工人。腹胀,腹痛,时感便溏下坠感,食后及劳累后加重,平卧可使症状减轻,已两年有余。钡剂 X 线检查,诊断为胃下垂,经多处医治效不显而来就诊。症见：面色憔悴,精神不振,少气懒言,四肢乏力,寸口脉细,舌质淡苔白。诊断为：胃下垂（脾脏虚损,中气下陷）。遂用三棱针在胃俞、中脘、关元、足三里等部位点刺放血少许,然后拔罐 10 分钟。起罐后,再用艾条于上述穴位及百会穴上各悬灸 10 分钟至皮肤潮红发烫。治疗 5 次后,饮食精神大有好转,钡透见胃下部明显上升。

第十节 泄 泻

泄泻是以排便次数增多,粪便稀薄,甚至泻出如水样的大便为主,多由脾胃运化功能失职,湿邪内盛所致。临床表现以腹痛、肠鸣、大便次数增多（一日数次或十多次）,粪便稀薄如水为主要症状。根据发作时特点及伴随症状的我们一般分为寒湿泄泻、湿热泄泻、食滞肠胃 3 型。

一、寒湿泄泻

（一）症状

泻下清稀,甚至如水样,伴有腹痛肠鸣,脘闷食少,或兼有恶寒发热,鼻塞头痛,肢体酸痛,舌淡红,苔薄白,脉浮。

（二）治法

（1）选穴　大肠俞、中脘、天枢、神阙。

（2）定位　大肠俞:在腰部,当第四腰椎棘突下,旁开1.5寸。见图2-10-2。

中脘:仰卧位。在上腹部,前正中线上,当脐中上4寸。见图2-10-1。

天枢:在腹中部,距脐中2寸。见图2-10-1。

神阙:仰卧位。在腹中部,脐中央。见图2-10-1。

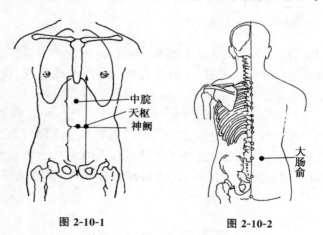

图 2-10-1　　　　　　图 2-10-2

（3）操作方法　用点刺放血法。穴位常规消毒后,用三棱针在大肠俞、中脘、天枢部位点刺放血少许,并用艾条各悬灸神阙穴10分钟。每日1次,中病即止。

二、湿热泄泻

(一)症状

腹痛即泻,泻下急迫,势如水注,或泻后不爽,粪色黄褐而臭,伴有烦热口渴,小便短赤,肛门灼热,舌红,苔黄腻,脉滑数或濡数。

(二)治法

(1)选穴　大肠俞、天枢、足三里、阴陵泉。
(2)定位　大肠俞:见前。
　　　　　天枢:见前。
　　　　　足三里:在小腿前外侧,当犊鼻下 3 寸,距胫骨前缘一横指(中指)。见图 2-3-4。
　　　　　阴陵泉:在小腿内侧,当胫骨内侧髁后下方凹陷处。见图 2-1-7。
(3)操作方法　用点刺放血法。穴位常规消毒后,用三棱针在上述部位点刺放血少许。每日 1 次,中病即止。

三、食滞肠胃

(一)症状

腹痛肠鸣,泻后疼痛减轻,泻下粪便臭如败卵,夹有不消化食物,伴有脘腹不适,嗳气,不思饮食,舌红,苔白或黄厚腻,脉滑或数。

(二)治法

(1)选穴　脾俞、大肠俞、足三里。
(2)定位　脾俞:俯卧位,在第十一胸椎棘突下,督脉旁开 1.5 寸处取穴。见图 2-8-1。
　　　　　大肠俞:见前。
　　　　　足三里:见前。
(3)操作方法　用点刺放血法。穴位常规消毒后,用三棱针在上述部位点刺放血 5～10 毫升。每日 1 次,中病即止。

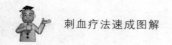

四、注意事项

(1)饮食以清淡易消化为宜,多吃蔬菜、水果,忌烟酒、油腻、生冷、辛辣之品。

(2)适当参加体育锻炼,以增强体质,提高抗病能力。

(3)戒烟酒等不良习惯。

五、病例

孔某,男,36 岁。主诉:腹痛、腹泻 15 日,每日 3～5 次,泻下较急,大便不爽,黏滞而臭,肛门灼热,曾服用西药吡哌酸、复方新诺明后缓解,但腹部憋胀不舒,伴有脘腹胀满,恶心,不欲饮食,口渴不欲饮,舌苔黄腻,脉滑数。中医诊断:泄泻。证属湿热内阻。故用针刺放血疗法,用三棱针于大肠俞、天枢、足三里、阴陵泉等穴位上点刺放血少许。隔天治疗 1 次,经过半个月的治疗,大便恢复到每天 1 次。

第十一节 呕 吐

呕吐是指胃失和降,气逆于上,胃内容物经食管、口腔吐出的一种病证。有物有声为呕,有物无声为吐,无物有声为干呕。但呕与吐常同时发生,很难截然分开,故并称为呕吐。根据病因及发作时特点的不同可分为饮食停滞和肝气犯胃 2 型。

一、饮食停滞

(一)症状

呕吐酸腐,脘腹胀满,嗳气厌食,得食则呕吐愈甚,吐后反舒服,伴有大便气味臭秽,舌淡红,苔厚腻,脉滑实。

(二)治法

(1)选穴 脾俞、大肠俞、足三里。

(2)定位 脾俞:俯卧位,在第十一胸椎棘突下,督脉旁开 1.5 寸处取穴。见图 2-11-1。

大肠俞:在腰部,当第四腰椎棘突下,旁开 1.5 寸。见

图2-11-1。

足三里:在小腿前外侧,当犊鼻下3寸,距胫骨前缘一横指 (中指)。见图 2-3-4。

(3)操作方法　用点刺放血法。穴位常规消毒后,用三棱针在上述部 位点刺放血 5～10 毫升。每日 1 次,中病即止。

二、肝气犯胃

(一)症状

呕吐吞酸,嗳气频繁发作,胸胁胀满,烦闷不舒,每因情志不遂加重, 舌边红,苔薄腻,脉弦。

(二)治法

(1)选穴　中脘、足三里、太冲。

(2)定位　中脘:仰卧位。在上腹部,前正中线上,当脐中上 4 寸。见 图 2-10-1。

足三里:见前。

太冲:在足背侧,当第一跖骨间隙的后方凹陷处。见图 2-11-2。

(3)操作方法　用点刺放血法。穴位常规消毒后,用三棱针在上述部 位点刺放血 5～10 毫升。每日 1 次,中病即止。

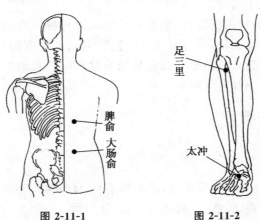

图 2-11-1　　　　　图 2-11-2

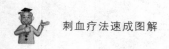

三、注意事项

(1)饮食以清淡易消化为宜,多吃蔬菜、水果,忌烟酒、油腻、生冷、辛辣之品,不可暴饮暴食。

(2)呕吐剧烈者应卧床休息。

四、病例

患者李某,女,41岁。患者自觉头晕、失眠、胸胁胀满,不欲饮食,食入则吐,每天呕吐6~10次,由内科门诊收入院治疗。胃钡餐检查未见异常。超声检查显示:胆囊壁毛糙。初步诊断为胆系炎症,给予抗生素、维生素B静脉滴注,用药5天,症状未见缓解,故请外科会诊。查体:腹平软,未触及包块。头部CT检查无异常。因诊断不明确,故请中医科会诊。查体:体型偏胖,精神委靡不振,舌苔白,脉沉弦。证属肝气犯胃。遂用三棱针在中脘、足三里部位上点刺放血少许,点刺太冲穴后并挤出血液3~5滴。经第1次放血治疗后,呕吐明显减少,以后每日1次,连续治疗10次后,呕吐止,诸症悉除。

第十二节 腹 痛

腹痛是指以胃以下,耻骨毛际以上的部位发生疼痛为主要表现的一种病证。腹痛虽是一种症状,但发作时与多种脏腑的疾病有关,如肝、胆、脾、胃、大小肠、子宫等。

虽然腹痛的病因很多,但最常见的原因为外感风寒,邪入腹中;或暴饮暴食,脾胃运化无权;或过食生冷,进食不洁;或脾胃阳气虚弱,气血产生不足,经脉脏腑失其温养。根据病因及发作时特点的我们一般分为湿热壅滞、虚寒腹痛及肝气郁滞3型。

一、湿热壅滞

(一)症状

腹部胀痛,拒按,大便秘结,或泄后不爽,伴有胸闷不舒,烦渴引饮,身热自汗,小便短赤,舌红,苔黄燥或黄腻,脉滑数。

（二）治法

（1）选穴　曲泽、委中、足三里（均取双侧）。

（2）定位　曲泽：在肘横纹中，当肱二头肌肌腱的尺侧缘。见图 2-12-2。

　　　　　　委中：在腘横纹中点，当股二头肌肌腱与半腱肌肌腱的中间。见图 2-12-1。

　　　　　　足三里：在小腿前外侧，当犊鼻下 3 寸，距胫骨前缘一横指（中指）。见图 2-3-4。

（3）操作方法　用点刺放血法。穴位常规消毒后，用三棱针在上述部位或者穴位附近血络点刺放血数滴。多一次见效，中病即止。

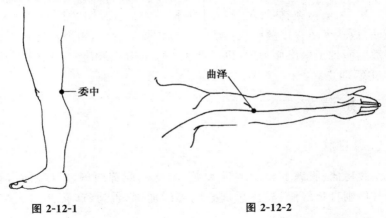

图 2-12-1　　　　　　　　　　　　　图 2-12-2

二、虚寒腹痛

（一）症状

腹痛绵绵，时作时止，喜热恶冷，痛时喜按，饥饿时劳累后加重，得食休息后减轻，精神疲倦，四肢乏力、发冷，气短，不想说话，怕冷，食欲差，面色无华，大便质稀薄，舌淡，苔薄白，脉沉细。

（二）治法

1. 方法一

（1）选穴　关元、中脘、足三里。

（2）定位　关元：仰卧位。在下腹部，前正中线上，当脐下 3 寸。见图
2-9-1。

中脘：仰卧位。在上腹部，前正中线上，当脐中上 4 寸。见
图 2-9-1。

足三里：见前。

（3）操作方法　用散刺放血法。穴位常规消毒后，用梅花针在上述部
位作散刺叩打至微出血为度，再于上述穴位上用艾条各悬灸 10 分钟。每
日 1 次，中病即止。

2. 方法二

（1）选穴　天枢（双）、神阙。

（2）定位　天枢：在腹中部，距脐中 2 寸。见图 2-10-1。

神阙：仰卧位。在腹中部，脐中央。见图 2-10-1。

（3）操作方法　用散刺放血法。穴位常规消毒后，用梅花针在天枢穴
上作散刺叩打至微出血为度，再于神阙穴位上用艾条悬灸 10 分钟。每日
1 次，中病即止。

三、肝气郁滞

（一）症状

脘腹疼痛，胀满不舒，两胁下胀痛，常痛引腹部两侧，时好时差，嗳气
或矢气后则自觉舒服，遇忧思恼怒则疼痛加剧，舌边红，苔薄白或微黄，
脉弦。

（二）治法

（1）选穴　压痛点、行间、太冲。

（2）定位　行间：在足背部，当第一、第二趾间，趾蹼缘的后方赤白肉
际处。见图 2-12-3。

太冲：在足背侧，当第一跖骨间隙的后方凹陷处。见图 2-
12-3。

（3）操作方法　用点刺放血法。穴位常规消毒后，用三棱针在上述部
位点刺放血少许。痛甚者，针后在压痛点处拔火罐，留罐 10 分钟。每日
1 次，中病即止。

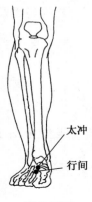

太冲

行间

图 2-12-3

四、注意事项

(1)饮食以清淡易消化为宜,多吃蔬菜、水果,忌烟酒、油腻、生冷、辛辣之品。

(2)适应气候变化,注意保暖,适当参加体育锻炼,以增强体质,提高抗病能力。

五、病例

连某,男,37 岁。因恶心、呕吐、腹痛、腹泻 2 小时就诊,诊断为"急性胃肠炎"。给予消炎、解痉治疗,效果欠佳。因病人拒绝住院,遂邀中医科协助治疗,症见恶心、呕吐、腹痛,舌红,苔黄腻,脉滑数。即用三棱针在曲泽、委中、足三里(均取双侧)部位点刺放血数滴,其中委中穴采用站位放血。经上述方法治疗半小时后诸症消失,1 小时后病愈离院。

第十三节　便　　秘

便秘是指大便次数减少,排便间隔时间过长,粪质干结,排便艰难;或粪质不硬,虽有便意,但便出不畅,多伴有腹部不适的病证。

引起病变的原因有久坐少动、食物过于精细、缺少纤维素等,使大肠运动缓慢,水分被吸收过多,粪便干结坚硬,滞留肠腔,排除困难。还有因年老体弱,津液不足;或贪食辛辣厚味,胃肠积热;或水分缺乏;或多次妊娠,过度肥胖等,皆可导致便秘。根据病因及发作特点的不同,一般分为实证便秘和虚证便秘 2 型。

一、实证便秘

(一)症状

大便干结,腹中胀满,伴有口干口臭,小便短赤;或伴有胸胁满闷,嗳气呃逆等,舌红,苔黄燥,脉滑数。

(二)治法

(1)选穴　支沟、足三里、大肠俞(均取双侧)。

(2)定位　支沟:手背腕横纹上 3 寸,尺骨与桡骨之间,阳池与肘尖的
连线上。见图 2-13-1。

　　　　　足三里:在小腿前外侧,当犊鼻下 3 寸,距胫骨前缘一横指
(中指)。见图 2-3-4。

　　　　　大肠俞:在腰部,当第四腰椎棘突下,旁开 1.5 寸。见图 2-
10-2。

(3)操作方法　用点刺放血法。穴位常规消毒后,用三棱针在上述部位或者穴位附近血络点刺放血数滴。每日 1 次,中病即止。

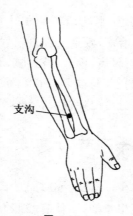

图 2-13-1

二、虚证便秘

(一)症状

大便干结,欲便不出,腹中胀满,伴有便后乏力,汗出气短;或伴有心悸气短,失眠健忘;或伴有面色苍白,四肢不温,喜热怕冷,小便清长,或腹中冷痛,拘急,怕按揉,或腰膝酸冷,舌淡,苔白,脉细。

(二)治法

(1)选穴 支沟、肾俞、关元、足三里。

(2)定位 支沟:见前。

肾俞:在腰部,当第二腰椎棘突下,旁开 1.5 寸。见图 2-5-3。

关元:仰卧位。在下腹部,前正中线上,当脐下 3 寸。见图 2-9-1。

足三里:见前。

(3)操作方法 用点刺放血法。穴位常规消毒后,用三棱针在上述部位或者穴位附近血络点刺放血数滴,再于上述穴位上用艾条各悬灸 10 分钟。每日 1 次,中病即止。

三、注意事项

(1)避免过食辛辣、煎炸之物,勿过度饮酒,亦不可过食寒凉生冷、油腻之品,饮食以清淡易消化为宜,多吃蔬菜、水果。

(2)养成定时大便的习惯,避免过度七情刺激,保持情绪舒畅。

(3)便秘不可滥用泻药,使用不当,反使便秘加重。

四、病例

患者,男,82 岁。因脑梗死致右侧肢体瘫痪长期卧床。大便秘结,腹胀。需要灌肠才能排便。查见:舌淡,苔薄白,脉弱无力。考虑为久卧伤气,气虚便秘。给予用三棱针在上支沟、肾俞、关元、足三里等部位或者穴位附近血络点刺放血数滴,再用艾条于关元、足三里等穴位上悬灸 10 分钟至皮肤潮红发烫。经治疗 5 次后,患者大便通畅,不再需要灌肠通便。

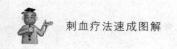

第十四节 面 痛

面痛主要是指三叉神经分支范围内反复出现阵发性、短暂、闪电样、刀割样、火灼样疼痛,无感觉缺失等神经功能障碍,检查无异常的一种病证。一般分为风寒阻络、风热阻络和气虚血瘀 3 型。

一、风寒阻络

(一)症状

疼痛呈阵发性抽动样痛,痛势剧烈,遇冷加重,得热则舒,舌淡红,苔薄白,脉浮紧。

(二)治法

(1)选穴 面部疼痛点、肺俞、风门。
(2)定位 肺俞:在背部,当第三胸椎棘突下,旁开 1.5 寸。见图 2-1-2。
　　　　　风门:在背部,当第二胸椎棘突下,旁开 1.5 寸。见图 2-1-2。
(3)操作方法 用点刺放血法。穴位常规消毒后,用三棱针在上述部位点刺放血少许。痛甚者,针后在压痛点处闪罐,并于肺俞及风门穴部位留罐 10 分钟。每日 1 次,中病即止。

二、风热阻络

(一)症状

疼痛阵作,为烧灼样或刀割样剧痛,痛时面色潮红、目赤、出汗,遇热疼痛更加剧烈,得寒则舒服,舌红,苔薄黄,脉弦数。

(二)治法

(1)选穴 曲池、大椎、面部疼痛点。
(2)定位 曲池:在肘横纹外侧端,屈肘,当尺泽与肱骨外上髁连线中点。见图 2-14-1。

大椎:俯伏坐位。当背部后正中线上,第七颈椎棘突下凹陷中。见图2-1-3。

(3)操作方法 用点刺放血法。穴位常规消毒后,用三棱针在上述部位点刺放血少许。痛甚者,针后在压痛点处闪罐。每日1次,中病即止。

三、气虚血瘀

(一)症状

疼痛反复发作,多年不愈,发作时抽动样作痛,面色晦滞,甚则毛发脱落,畏风自汗出,自觉呼气不够,不想说话,舌淡苔白,或有瘀点,脉细弦。

(二)治法

(1)选穴 面部压痛点、足三里、脾俞、肝俞。
(2)定位 足三里:在小腿前外侧,当犊鼻下3寸,距胫骨前缘一横指(中指)。见图2-3-4。

脾俞:在背部,当第十一胸椎棘突下,旁开1.5寸。见图2-14-2。

肝俞:在背部,当第九胸椎棘突下,旁开1.5寸。见图2-14-2。

(3)操作方法 用点刺放血法。穴位常规消毒后,用三棱针在上述部位点刺放血少许,并于上述部位用艾条悬灸10分钟。每日1次,中病即止。

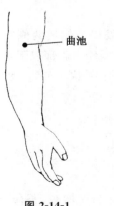

图 2-14-1

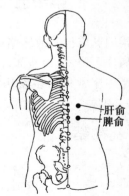

图 2-14-2

曲池

肝俞
脾俞

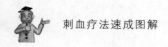

四、注意事项

(1)适应气候变化,随时增减衣服,避免面部吹风着凉,洗脸时应用温水。

(2)适当参加体育锻炼,以增强体质,提高抗病能力。

五、病例

杨某,男,36 岁,建筑工人。左侧颜面部及牙周袋突然疼痛,伴颜面抽动,反复发作半年余。开始时,不明原因的左侧牙周袋及颜面部阵发疼痛,以后疼痛逐渐加剧,发作次数逐渐增多,每次发作时间为数秒或数十秒,微风吹面或咀嚼不慎时均可引发,进食虾片后尤为明显,痛如锥钻、电击,伴有颧骨下左耳前痉挛样抽动。发作剧痛时,严重影响睡眠与饮食,烦躁不安。曾多方求医,均无效果。就诊时所见:右手捂于左面颊,表情痛苦,左上第二磨牙松动,牙龈红肿,轻触痛,龈缘可见少量黄白物,舌质淡红,苔薄,脉沉细而弦。遂于面部疼痛点及足三里、脾俞、肝俞等穴位处放血,其中面部疼痛点于点刺放血,足三里、脾俞、肝俞等穴先用梅花针敲打至出血少量,然后再于该处拔火罐,并留罐 10 分钟,吸出 10 毫升左右的恶血,起罐后再于上述部位用艾条悬灸 10 分钟。经治疗 2 次后以上诸症明显好转,精神大振,舌淡红,苔薄白,脉沉细,嘱照原方续继续治疗。再治疗 5 次后,诸症消失。

第十五节　胁　　痛

胁痛是指因脉络痹阻或脉络失养,引发以一侧或两侧胁肋部疼痛为主要表现的病证。胁,指胁肋部,位于胸壁两侧由腋部以下至第十二肋骨之间。胁痛是临床常见的多发病,根据临床症状不同,一般分为肝气郁结、瘀血阻络 2 型。

一、肝气郁结

(一)症状

胁肋胀痛,走窜不定,疼痛每因情志喜怒而增减,苔薄,脉弦为主要症状。

（二）治法

1. 方法一

（1）选穴　内关、压痛点。

（2）定位　内关：在前臂掌侧，当曲泽与大陵的连线上，腕横纹上2寸，掌长肌肌腱与桡侧腕屈肌肌腱之间。见图2-7-1。

（3）操作方法　用散刺放血法。穴位常规消毒后，用梅花针在所选穴位上作散刺叩打至微出血为度，针后在压痛点处拔火罐。每日1次，中病即止。

2. 方法二

（1）选穴　太冲、阳陵泉、足临泣。

（2）定位　太冲：在足背侧，当第一跖骨间隙的后方凹陷处。见图2-15-1。

阳陵泉：在小腿外侧，当腓骨头前下方凹陷处。见图2-15-1。

足临泣：在足背外侧，当足4趾本节（第4跖趾结节）的后方，小趾伸肌肌腱的外侧凹陷处。见图2-15-1。

（3）操作方法　用点刺放血法。穴位常规消毒后，用三棱针在所选穴位上作点刺放血数滴。每日1次，中病即止。

二、瘀血阻络

（一）症状

胁肋刺痛，痛有定处而拒按，入夜尤甚，舌质紫暗，脉沉涩为主要症状。

（二）治法

（1）选穴　压痛点、血海、内关。

（2）定位　血海：屈膝，在大腿内侧，髌底内侧端上2寸，当股四头肌内侧头的隆起处。见图2-15-2。

内关：见前。

（3）操作方法　用密刺放血法。穴位常规消毒后，用梅花针在所选穴位上作散刺叩打至微出血为度，针后在压痛点处拔火罐。每日1次，中病即止。

刺血疗法速成图解

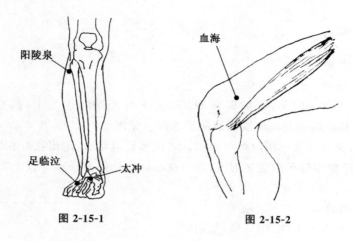

图 2-15-1   图 2-15-2

三、注意事项

（1）饮食以清淡易消化为宜，多吃蔬菜、水果，忌烟酒、油腻、生冷、辛辣之品。

（2）保持精神乐观，情绪稳定，避免惊恐刺激及忧思恼怒等。

四、病例

李某，女性，36 岁。患者 10 天前因夫妻发生口角引起胁肋胀痛，走窜不定，胸闷不舒，嗳气频作，症状每因情志变动而有增减。诊见舌质红，苔白，脉弦。诊为胁肋痛，属肝气郁结型，治宜疏肝理气，通络止痛。遂用三棱针在阳陵泉穴位上作点刺放血数滴，其中太冲、足临泣穴点刺后再挤出 3～5 滴血，阳陵泉点刺后再拔火罐并留罐 10 分钟，吸出 10 毫升左右的血。每日 1 次，嘱患者保持心情愉快舒畅，经 3 次治疗症状完全消失。随访 3 个月未复发。

第十六节　坐骨神经痛

坐骨神经痛以疼痛放射至一侧或双侧臀部、大腿后侧为特征，是由于坐骨神经根受压所致。

疼痛可以是锐痛，也可以是钝痛，有刺痛，也有灼痛，可以是间断的，也可以是持续的。通常只发生在身体一侧，可因咳嗽、喷嚏、弯腰、举重物而加重。根据是否由脊椎病变引起或坐骨神经本身病变引起疼痛，一般

58

分为根性疼痛(继发性)和干性疼痛(原发性)2型。

一、根性疼痛

(一)症状

一侧或双侧臀部、大腿后侧疼痛,多伴有腰椎叩击痛,疼痛可因咳嗽、喷嚏、弯腰等而加重,或伴有小腿外侧、足背皮肤感觉明显减弱。多有腰椎间盘突出症等病史。

(二)治法

(1)选穴　肾俞、大肠俞、环跳、阳陵泉、委中。
(2)定位　肾俞:在腰部,当第二腰椎棘突下,旁开1.5寸。见图2-16-1。

大肠俞:在腰部,当第四腰椎棘突下,旁开1.5寸。见图2-16-1。

环跳:在股外侧部,侧卧屈股,当股骨大转子最凸点与骶骨裂孔的连线的外1/3与中1/3交点处。见图2-16-2。

阳陵泉:在小腿外侧,当腓骨头前下方凹陷处。见图2-15-1。

委中:在腘横纹中点,当股二头肌肌腱与半腱肌肌腱的中间。见图2-12-1。

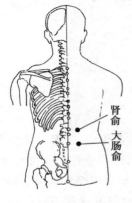

图 2-16-1

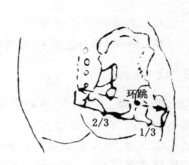

图 2-16-2

59

(3)操作方法 用点刺放血法。穴位常规消毒后,用三棱针在所选穴位上作点刺放血 5～10 毫升,针后在压痛点处拔火罐。每日 1 次,中病即止。

二、干性疼痛

(一)症状

一侧或双侧臀部、大腿后侧疼痛,无腰椎叩击痛。单纯为坐骨神经发炎等引起。

(二)治法

(1)选穴 肾俞、委中、承山、昆仑。
(2)定位 肾俞:见前。
　　　　　委中:在腘横纹中点,当股二头肌腱与半腱肌肌腱的中间。见图 2-16-3。
　　　　　承山:在小腿后面正中,委中与昆仑之间,当伸直小腿或足跟上提时腓肠肌肌腹下出现尖角凹陷处。见图 2-16-3。
　　　　　昆仑:在足部外踝后方,当外踝尖与跟腱之间的凹陷处。见图 2-16-3。
(3)操作方法 用点刺放血法。穴位常规消毒后,用三棱针在所选穴位上作点刺放血数滴,针后在压痛点处拔火罐。每日 1 次,中病即止。

三、注意事项

(1)坐、卧、行走保持正确姿势。
(2)弯腰、劳动时应注意保持正确姿势。

四、病例

王某,男,30 岁,农民。2 周前突发右臀部疼痛,5 天后痛势加剧,痛彻小腿,不能着地,口苦,小便短涩。某医院诊为"急性坐骨神经痛",投用强的松、双氯灭痛、维生素 B 等治疗无效,遂求诊于余。查:腰部外观无畸形,右臀肌紧张且压痛明显,并沿大腿后外侧向下放散,直腿抬高试验右 15°,左 25°,右足不能着地,腰部前屈活动 20°,血常规、抗"O"、血沉均在

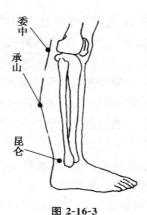

图 2-16-3

正常范围。舌质红,苔黄腻,脉滑数。证属干性疼痛。用三棱针在肾俞、委中、承山、昆仑等穴位上作点刺放血数滴,其中委中穴采用站位放血,放血 20 毫升左右,针后在压痛点处拔火罐。每日 1 次,经治疗 3 次后,右臀、腿疼痛明显减轻,已能下床活动,继续治疗 10 次后,疼痛消失,活动自如。

第十七节　失　　眠

失眠是以经常不能获得正常睡眠为特征的一种病证。轻者入睡困难,有入睡后易醒,有醒后不能再入睡,亦有时睡时醒等,严重者则整夜不能入睡。一般分为心脾两虚、肝郁气滞、心肾不交 3 型。

一、心脾两虚

(一)症状

多梦易醒,心悸健忘,伴头晕目眩,肢倦神疲,饮食无味,面色少华,或脘闷纳呆,舌淡,苔薄白,脉细无力。

(二)治法

(1)选穴　神门、内关、丰隆、三阴交、足三里。
(2)定位　神门:在腕部,腕掌侧横纹尺侧端,尺侧腕屈肌肌腱的桡侧凹陷处。见图 2-17-1。

内关:在前臂掌侧,当曲泽与大陵的连线上,腕横纹上 2寸,掌长肌肌腱与桡侧腕屈肌肌腱之间。见图2-17-1。

丰隆:在小腿前外侧,当外踝尖上8寸,条口外,距胫骨前缘二横指(中指)。见图2-17-1。

三阴交:在小腿内侧,当足内踝尖上3寸,胫骨内侧缘后方。见图2-17-3。

足三里:在小腿前外侧,当犊鼻下3寸,距胫骨前缘一横指(中指)。见图2-17-2。

(3)操作方法 用点刺放血法。穴位常规消毒后,用三棱针在上述部位点刺放血少许,然后拔火罐,留罐10分钟。每日1次,中病即止。

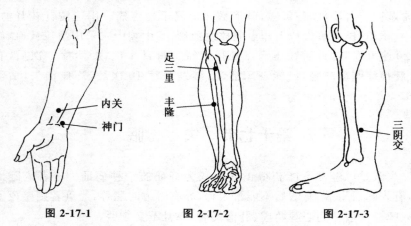

图 2-17-1   图 2-17-2   图 2-17-3

二、肝郁气滞

（一）症状

失眠伴急躁易怒,严重者彻夜不能入睡,伴有胸闷胁痛,不思饮食,口苦而干,舌红,苔白或黄,脉弦或数。

（二）治法

(1)选穴 安眠、肝俞、太冲、神门。

(2)定位 安眠:在项部,当翳风穴和风池穴连线的中点。见

图2-17-4。

　　肝俞:在背部,当第九胸椎棘突下,旁开 1.5 寸。见图 2-4-2。

　　太冲:在足背侧,当第一跖骨间隙的后方凹陷处。见图 2-12-3。

　　神门:见前。

　　(3)操作方法　用点刺放血法。穴位常规消毒后,用三棱针在上述部位点刺放血少许。每日 1 次,中病即止。

三、心肾不交

(一)症状

失眠伴心悸不安,多梦,头晕耳鸣,健忘,腰膝酸软,或伴潮热盗汗,五心烦热,或见遗精,口干咽燥,颧红面赤,舌红,苔少或无苔,脉细数。

(二)治法

(1)选穴　心俞、肝俞、肾俞、三阴交。

(2)定位　心俞:在背部,当第五胸椎棘突下,旁开 1.5 寸。见图 2-17-5。

　　肝俞:在背部,当第九胸椎棘突下,旁开 1.5 寸。见图 2-17-5。

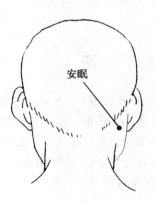

图 2-17-4

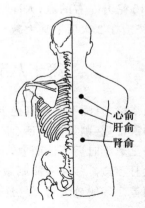

图 2-17-5

63

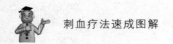

肾俞:在腰部,当第二腰椎棘突下,旁开 1.5 寸。见图 2-
17-5。

三阴交:见前。

(3)操作方法　用点刺放血法。穴位常规消毒后,用三棱针在上述部位点刺放血 5～10 毫升。针后在压痛点处拔火罐,留罐 10 分钟。每日 1 次,中病即止。

四、注意事项

(1)保持心情愉快,不要贪欲妄想,消除恐惧及顾虑,顺其自然,避免情绪激动。

(2)睡眠环境宜安静,空气宜清新;忌烟酒,不喝浓茶,避免过度兴奋。

(3)饮食以清淡易消化为宜,多吃蔬菜、水果,忌烟酒、油腻、生冷、辛辣之品。

(4)适当参加体力劳动,加强体育锻炼,增强体质;作息有序,养成良好的生活习惯。

五、病例

王某,女,30 岁。焦虑,情志不遂,觉两胁胀闷不舒,全身亦憋闷不适,月经推迟,睡眠欠佳,舌红,苔黄,脉弦。曾行体针治疗,效欠佳。用三棱针在安眠、肝俞、太冲、神门等部位点刺放血少许,其中安眠、肝俞穴先用梅花针敲打至皮肤潮红出少量血丝后,再于该处拔火罐,并留罐 10 分钟,吸出 15 毫升左右的血;太冲、神门穴点刺后再挤出 3 至 5 滴的血。每日 1 次,经治疗 2 次后诸症大减。

第十八节　呃　　逆

呃逆俗称"打嗝",是指气逆上冲,喉间呃呃连声,声短而频繁,不能自制的一种病证,甚则妨碍谈话、咀嚼、呼吸、睡眠等。呃逆可单独发生,持续数分钟至数小时后不治而愈,但也有个别病例反复发生,虽经多方治疗仍迁延数月不愈。多在寒凉刺激,饮食过急、过饱,情绪激动,疲劳,呼吸过于深频等。一般分为胃寒气逆和气滞痰阻两型。

一、胃寒气逆

（一）症状

呃逆沉缓有力，其呃得热则减，遇寒加重，恶食冷饮，喜饮热汤，胃脘部不舒，口淡不渴，或有过食生冷、寒凉史，或于受寒后发病，舌淡，苔白，脉迟缓。

（二）治法

(1)选穴　胃俞、膈俞、足三里、中脘。
(2)定位　胃俞：在背部，当第十二胸椎棘突下，旁开1.5寸。见图2-18-1。

膈俞：在背部，当第七胸椎棘突下，旁开1.5寸。见图2-18-1。

足三里：在小腿前外侧，当犊鼻下3寸，距胫骨前缘一横指（中指）。见图2-3-4。

中脘：仰卧位。在上腹部，前正中线上，当脐中上4寸。见图2-10-1。

(3)操作方法

1. 方法一

用点刺放血法。穴位常规消毒后，用三棱针在所选穴位上作点刺放血5～10毫升，针后在胃俞与膈俞部位拔火罐，留罐10分钟，足三里与中脘处用艾条悬灸约15分钟至皮肤潮红发烫。每日1次，中病即止。

2. 方法二

(1)选穴　膈俞、足三里、曲泽。
(2)定位　膈俞：见前。

足三里：见前。

曲泽：在肘横纹中，当肱二头肌肌腱的尺侧缘。见图2-14-1。

(3)操作方法　用点刺放血法。穴位常规消毒后，用三棱针在所选穴位上作点刺放血数滴，针后在膈俞与足三里穴处拔火罐，留罐10分钟。每日1次，中病即止。

3. 方法三

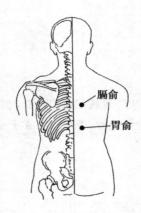

膈俞

胃俞

图 2-18-1

(1)选穴　足三里、内关。

(2)定位　足三里:见前。

内关:在前臂掌侧,当曲泽与大陵的连线上,腕横纹上2寸,掌长肌肌腱与桡侧腕屈肌肌腱之间。见图2-7-1。

(3)操作方法　用点刺放血法。穴位常规消毒后,用三棱针在所选穴位上作点刺放血数滴,针后在足三里穴处拔火罐,留罐10分钟。每日1次,中病即止。

二、气滞痰阻

(一)症状

呃逆连声,胸胁胀满,或肠鸣排气,或呼吸不利,或恶心嗳气,头目昏沉,食欲不振,或见形体肥胖,平时多痰,舌淡红,苔白腻,脉弦滑。

(二)治法

(1)选穴　肝俞、脾俞、膈俞、丰隆。

(2)定位　肝俞:在背部,当第九胸椎棘突下,旁开1.5寸。见图2-18-2。

脾俞:在背部,当第十一胸椎棘突下,旁开1.5寸。见图2-18-2。

膈俞:见前。

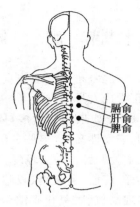

图 2-18-2

丰隆:在小腿前外侧,当外踝尖上 8 寸,条口外,距胫骨前
缘二横指(中指)。见图 2-2-2。

(3)操作方法　用点刺放血法。穴位常规消毒后,用三棱针在所选穴
位上作点刺放血数滴,针后在上述部位拔火罐,留罐 10 分钟。每日 1 次,
中病即止。

三、注意事项

(1)饮食以清淡易消化为宜,多吃蔬菜、水果,忌烟酒、油腻、生冷、辛
辣之品,不可暴饮暴食。

(2)保持精神乐观,情绪稳定,避免惊恐刺激及忧思恼怒等。

(3)适当参加体力劳动,加强体育锻炼,增强体质;作息有序,养成良
好的生活习惯。

四、病例

李某,女,58 岁。不自主打嗝已 3 年,久治不愈。现患者由于进食
后,感受风寒,出现呃气频发,每分钟几乎呃气一次,经治疗无法控制,自
觉头晕乏力,饮食减退,心烦失眠,舌淡,苔白,脉迟缓。中医诊断为呃逆,
证属胃寒气逆。遂于足三里及内关穴处作点刺放血数滴,针后在足三里
穴处拔火罐,留罐 10 分钟。每日 1 次,经治疗 3 次后,患者症状明显减
轻,再治疗 5 次后,患者痊愈。

第十九节 肥 胖

肥胖是指人体脂肪沉积过多,超出标准体重的 20%。人体的身高和体重之间有一定的比例,正常成人身高与体重的关系为:体重(千克)=身高(厘米)-105(女性-100)。如果脂肪增多,体重增加,超过标准体重20%时,就被称为肥胖。此病女性多见,年龄多在 40～50 岁。

肥胖分为轻度、中度、重度 3 种类型。轻度:一般无自觉症状,生活起居正常无碍;中度:常有心悸、腹胀、易疲劳、畏热多汗、呼吸短促,甚至下肢浮肿等症状;重度:可出现缺氧、二氧化碳潴留,导致胸闷、气促、嗜睡,严重者可出现心肺功能衰竭,诱发动脉硬化、冠心病、高血压、糖尿病、痛风、胆结石、脂肪肝等。一般分为饮食不节、脾胃积热和脾胃虚弱、痰湿内阻 2 型。

一、饮食不节、脾胃积热

(一)症状

平素嗜食肥甘厚味,体型呈全身性肥胖,按之结实,食欲亢进,面色红润,畏热多汗,小便黄,大便秘结,舌红,苔黄厚或腻,脉沉滑实有力。

(二)治法

(1)选穴 胃俞、脾俞、足三里、曲池、中脘、天枢。
(2)定位 胃俞:在背部,当第十二胸椎棘突下,旁开 1.5 寸。见图 2-18-1。

　　　　　脾俞:在背部,当第十一胸椎棘突下,旁开 1.5 寸。见图 2-18-2。

　　　　　足三里:在小腿前外侧,当犊鼻下 3 寸,距胫骨前缘一横指(中指)。见图 2-3-4。

　　　　　曲池:在肘横纹外侧端,屈肘,当尺泽与肱骨外上髁连线中点。见图 2-12-2。

　　　　　中脘:仰卧位。在上腹部,前正中线上,当脐中上 4 寸。见图 2-8-2。

　　　　　天枢:在腹中部,距脐中 2 寸。见图 2-8-2。

（3）操作方法　用点刺放血法。穴位常规消毒后,用三棱针在所选穴位上作点刺放血 5～10 毫升,针后在上述部位拔火罐,留罐 10 分钟。每日 1 次,中病即止。

二、脾胃虚弱、痰湿内阻

（一）症状

体胖以面颊部为甚,肌肉松弛,神疲乏力,食欲不振,胸胁、腹部胀闷不适,小便量少,或见全身浮肿、恶心呕吐,舌淡,苔白腻,脉细滑。

（二）治法

（1）选穴　胃俞、脾俞、足三里、丰隆、中脘、天枢。
（2）定位　胃俞:见前。
　　　　　　脾俞:见前。
　　　　　　足三里:见前。
　　　　　　丰隆:在小腿前外侧,当外踝尖上 8 寸,条口外,距胫骨前
　　　　　　　　　缘二横指(中指)。见图 2-17-2。
　　　　　　中脘:见前。
　　　　　　天枢:见前。
（3）操作方法　用点刺放血法。穴位常规消毒后,用三棱针在所选穴位上作点刺放血数滴,针后在上述部位拔火罐,留罐 10 分钟,并用艾条于胃俞、脾俞、足三里、中脘、天枢等穴上各悬灸 15 分钟。每日 1 次,中病即止。

三、注意事项

（1）饮食以清淡易消化为宜,多吃蔬菜、水果,忌烟酒、油腻、生冷、辛辣之品,不可暴饮暴食。
（2）保持精神乐观,情绪稳定,避免惊恐刺激及忧思恼怒等。
（3）适当参加体力劳动,加强体育锻炼,增强体质;作息有序,养成良好的生活习惯。

四、病例

黄某,女,35 岁。患者身高 162cm,因食欲旺盛,而且缺少体育锻炼,

近1年体重不断上升,就诊时体重已达76kg,舌红,苔黄厚,脉沉滑实有力。无其他疾病,确诊为单纯性肥胖。遂按证属饮食不节、脾胃积热方案用点刺放血法治疗2疗程,治疗期间患者配合跳绳运动,体重减轻了12kg。随访6个月体重无反弹。

第三章 刺血疗法用于骨伤科疾病

第一节 颈椎病

颈椎病又称颈椎综合征,是由于颈部长期劳损,颈椎及其周围软组织发生病理改变或骨质增生等,导致颈神经根、颈部脊髓、椎动脉及交感神经受到压迫或刺激而引起的一组复杂的症候群。

多因风寒、外伤、劳损等因素造成,一般出现颈僵,活动受限,一侧或两侧颈、肩、臂出现放射性疼痛,头痛头晕,肩、臂、指麻木,胸闷心悸等症状。根据临床症状偏盛轻重不同分为寒湿阻络、血瘀阻络两型。

一、寒湿阻络

（一）症状

头痛,后枕部疼痛,颈项强硬,转侧不利,一侧或两侧肩背与手指麻木酸痛,或头痛牵涉至上背痛,颈肩部畏寒喜热,颈椎旁有时可以触及肿胀结节,舌淡,苔白,脉弦紧。

（二）治法

(1)选穴 颈椎棘突压痛点、大椎、风门。
(2)定位 大椎:后正中线上,第七颈椎棘突下凹陷中。见图 3-1-1。
　　　　　风门:在背部,当第二胸椎棘突下,旁开 1.5 寸。见图 3-1-1。
(3)操作方法 用刺血加拔罐法。用梅花针在所选穴位和穴位部位反复叩打至微出血,再拔罐吸出瘀血数毫升。每日或隔日 1 次,5 次为 1 疗程。

二、血瘀阻络

（一）症状

头昏,眩晕,倦怠乏力,颈部酸痛,或双肩疼痛,视物模糊,食欲不振,面色无华,或伴有胸闷心悸,舌暗,可见瘀点,苔白,脉弦涩。

（二）治法

(1)选穴 大椎、大杼、肩中俞、肩外俞。

(2)定位 大椎:见前。

大杼:在背部,当第一胸椎棘突下,旁开 1.5 寸。见图 3-1-2。

肩中俞:在背部,当第七颈椎棘突下,旁开 2 寸。见图 3-1-2。

肩外俞:在背部,当第一胸椎棘突下,旁开 3 寸。见图 3-1-2。

(3)操作方法 用刺血加拔罐法。用梅花针在所选穴位和穴位部位反复叩打至微出血,再拔罐吸出瘀血数毫升。每日或隔日 1 次,5 次为 1 疗程。

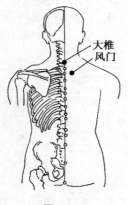

图 3-1-1

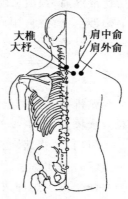

图 3-1-2

三、注意事项

(1)合理用枕,选择合适的高度与硬度,保持良好的睡眠体位。

（2）长期伏案工作者,应注意经常作颈部的功能活动,以免发生颈部的慢性老损。

（3）注意做好颈部的保暖措施;适当参加体力劳动,加强体育锻炼,增强体质。

四、病例

患者,男,63岁,教师。患眩晕已数年,近日外感风寒,经治疗好转,但眩晕复发。现证见面色苍白,形体瘦小,眩晕眼花,畏寒怕风,颈项拘急疼痛,整日嗜睡,苔薄白,脉细涩。颈椎X线示:颈$_{4\sim6}$骨质增生。此为气虚之体,因受风寒诱发,颈部寒痰痹阻。按寒湿阻络证方法治疗5次后,畏寒怕冷消失,颈项稍能转动。继续治疗2疗程后,诸症消失。

第二节　落　枕

落枕是指急性颈部肌肉痉挛、强直、酸胀、疼痛,头颈转动障碍等,轻者可自行痊愈,重者可迁延数周。

可因劳累过度、睡眠时头颈部位置不当、枕头高低软硬不适,使颈部肌肉长时间处于过度伸展或紧张状态,引起颈部肌肉静力性损伤或痉挛,也可因风寒湿邪侵袭,或因外力袭击,或因肩扛重物等导致。一般分为气滞血瘀和风寒阻络2型。

一、气滞血瘀

（一）症状

症状反复发作,颈项、肩背部疼痛僵硬不适部位固定,转动不利,肌肉痉挛酸胀,多在劳累、睡眠姿势不当后发作,舌暗,可见瘀点,苔白,脉弦涩。

（二）治法

（1）选穴　患侧阿是穴、后溪。

（2）定位　后溪:在手掌尺侧,微握拳,当小指本节(第五掌指关节)后的远侧掌横纹头赤白肉际处。见图3-2-1。

（3）操作方法　用梅花针刺血法。局部消毒,用梅花针叩打至皮肤渗血即可。亦可于阿是穴加拔罐 10～15 分钟。每日或隔日 1 次,5 次为 1 疗程。

二、风寒阻络

(一)症状

偶晨起出现颈项、肩背部疼痛僵硬不适,转侧受限,尤以旋转后仰为甚,头歪向健侧,肌肉痉挛酸胀,可伴有恶寒,头晕,精神疲倦,口淡不渴,舌淡红,苔薄白,脉浮紧。

(二)治法

(1)选穴 风池、肩井、患侧阿是穴。
(2)定位 风池:在项部,当枕骨之下,与风府相平,胸锁乳突肌与斜方肌上端之间的凹陷处。见图 2-1-1。
    肩井:在肩上,前直乳中,当大椎穴与肩峰端连线的中点上。见图 3-2-2。
(3)操作方法 刺血拔罐法。操作方法:常规消毒后,用三棱针点刺穴出血,再拔罐 10～15 分钟即可。每日或隔日 1 次,5 次为 1 疗程。

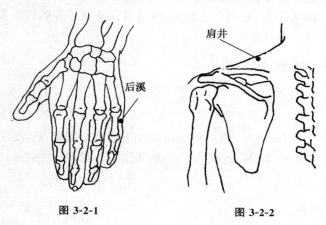

图 3-2-1   图 3-2-2

三、注意事项

(1)合理用枕,选择合适的高度与硬度,保持良好的睡眠体位。
(2)睡眠时不要贪凉,以免感受风寒。

（3）落枕后尽量保持头部于正常位置，以松弛颈部的肌肉。

四、病例

刘某，男性，22 岁，工人。自诉晨起后即感到左侧颈部胀痛，活动不利。查体：左颈肌紧张，左乳突处压痛（＋），左肩胛内上角及肩井处压痛（＋）。颈椎 X 线示正常，舌暗，可见瘀点，苔白，脉弦涩。诊断：落枕。遂按气滞血瘀型方案治疗，于后溪穴上点刺并挤出少量的血，然后用梅花针于疼痛点处叩打至皮肤渗血，再于该处加拔罐 10～15 分钟。经治疗 2 次后，症状缓解。

第三节　肩周炎

肩周炎又称肩关节周围炎，是肩关节周围软组织（关节囊、韧带等）的一种退行性炎性疾病。本病多发于 50 岁左右的中年人，故又称"五十肩"。

早期以肩部疼痛为主，夜间加重，并伴有凉、僵硬的感觉；后期病变组织会有粘连，且会并发功能障碍。一般分为风寒阻络和气血瘀滞两型。

一、风寒阻络

（一）症状

肩部疼痛，痛牵肩背、颈项，关节活动轻度受限，恶风畏寒，复感风寒则疼痛加剧，得温则痛减，或伴有头晕、耳鸣，舌淡红，苔薄白，脉浮紧。

（二）治法

（1）选穴　压痛点、尺泽。

（2）定位　尺泽：在肘横纹中，肱二头肌肌腱桡侧凹陷处。见图 2-1-6。

（3）操作方法　用三棱针及梅花针刺络法。以压痛点为中心，用梅花针向四周放射状叩刺约 7 厘米，重叩以全部渗出血为度，出血量 5～10 毫升。尺泽用三棱针点刺出少量血液。每日或隔日 1 次，5 次为 1 疗程。

二、气血瘀滞

（一）症状

肩部疼痛,痛势较剧烈,痛如针刺,痛处固定不移,以夜间为重,肩关节活动受限较明显,局部肿胀、青紫,舌暗,可见瘀点,苔白,脉弦涩。

（二）治法

(1)选穴　肩髃、肩髎、肩贞、肩井。

(2)定位　肩髃:在肩部,三角肌上,臂外展,或向前平伸时,当肩峰前下方凹陷处。见图 3-3-1。

肩髎:在肩部,肩髃后方,当肩关节外展时于肩峰后下方呈现凹陷处。见图 3-3-1。

肩贞:在肩关节后下方,臂内收时,腋后纹头上 1 寸(指寸)。见图 3-3-1。

肩井:在肩上,前直乳中,当大椎穴与肩峰端连线的中点上。见图 3-3-1。

(3)操作方法　用刺血加拔罐法。以压痛点为中心,用梅花针向四周放射状叩刺约 7 厘米,重叩以全部渗出血为度,再拔罐吸出瘀血数毫升。隔日 1 次,5 次为 1 疗程。

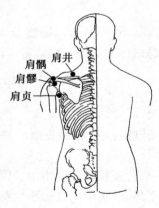

图 3-3-1

肩髃　肩井
肩髎
肩贞

三、注意事项

(1)注意肩部的保暖。

(2)积极主动进行肩部的功能锻炼。

四、病例

赵某,男,55 岁,干部。右肩疼痛 1 年余,以夜间为甚,经常影响睡眠,右手臂抬举小于 60°,后伸不能摸及尾骶部,外展受限,右上肢乏力,穿衣着裤困难。就诊时除上述症状外,见肩部发凉,夜尿多,舌淡红,脉弦涩。诊断为老年性肩周炎,证属风寒湿之邪犯肩筋。用梅花针于压痛点向四周放射状叩刺约 7 厘米,重叩以全部渗出血为度,出血量 5～10 毫升。尺泽用三棱针点刺出少量血液。隔日 1 次,5 次为 1 疗程。2 疗程后,肩痛明显缓解,肩关节活动相继渐复,继续治疗 2 疗程后肩部症状完全消失,功能基本恢复。随访 1 年,未见复发。

第四节　腰　　痛

腰痛是指由于腰部受损,气血运行失调,脉络绌急所引起的以腰部疼痛为主要症状的一类病证。腰痛是临床常见的多发病,根据其起病情况不同,分为急性腰扭伤、慢性腰痛。

一、急性腰扭伤

(一)症状

有腰部扭伤史,多见于青壮年。以腰部一侧或两侧剧烈疼痛,活动受限,不能翻身、坐立和行走,常保持一定强迫姿势以减少疼痛为主要表现。查体时可发现腰肌和臀肌痉挛,或可触及条索状硬状,损伤部位有明显压痛点,脊柱生理弧度改变。舌暗红或有瘀点,苔薄,脉弦紧。

(二)治法

1. 方法一

(1)选穴　腰部压痛点、委中(双)。

(2)定位　委中:在腘横纹中点,当股二头肌肌腱与半腱肌肌腱的中

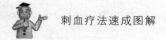

间。见图 2-12-1。

(3)操作方法　用点刺放血法。穴位常规消毒后,用三棱针在所选穴位上点刺放血,每次出血 3～5 毫升。然后再嘱患者作腰部前屈、后伸、旋转运动数次。每日或隔日 1 次,中病即止。

2. 方法二

(1)选穴　委中(双)。

(2)定位　委中:见前。

(3)操作方法　用三棱针刺络法。患者面壁而立,小腿伸直,委中穴常规消毒后,可见穴位中有一怒张静脉,以三棱针刺入静脉血管内并立即出血,流出紫红色血液 5～15 毫升,双侧同时进行。在所选穴位上点刺放血,每次出血 3～5 毫升。然后再嘱患者作腰部前屈、后伸、旋转运动数次。每日或隔日 1 次,中病即止。

二、慢性腰痛

(一)症状

有腰部外伤、慢性劳损或受寒湿史。其疼痛或痛势绵绵,时作时止,遇劳则剧,得逸则缓。舌质淡,苔白或腻,脉沉紧或濡缓。

(二)治法

1. 方法一

(1)选穴　腰部压痛点、肾俞、大肠俞、委中。

(2)定位　肾俞:第二腰椎椎棘突下,旁开 1.5 寸。见图 2-16-1。

　　　　　大肠俞:第四腰椎椎棘突下,旁开 1.5 寸。见图 2-16-1。

　　　　　委中:见前。

(3)操作方法　用点刺放血法。穴位常规消毒后,用三棱针在所选穴位上点刺出血数滴。每日或隔日 1 次,中病即止。

2. 方法二

(1)选穴　腰部压痛点。

(2)操作方法　用梅花针刺络拔罐法。穴位常规消毒后,用梅花针在腰局部反复叩刺,出血后再拔火罐 10 分钟。隔日 1 次,10 次为 1 疗程。

三、注意事项

(1)注意腰部保暖,切勿当风而卧,或坐卧湿地,淋雨或工作汗出后,应及时擦拭身体,更换湿衣服。

(2)坐、卧、行保持正确姿势,劳动时量力而为,不可勉强力挣,避免跌仆闪挫。

(3)急性腰疼应及时治疗,适当休息;慢性腰疼可使用腰托,并加强腰部锻炼,进行适当的医疗体育活动,松弛腰部肌肉。

四、病例

患者,男,40 岁。自诉前一日抬物负重突感腰部疼痛不能直立,活动受限,转则痛甚,即口服舒筋活血片、外用关节止痛膏,均无效来诊。检查:脊柱无侧弯,腰脊部疼痛拒按,无红肿。用三棱针在腰部压痛点、委中(双)等穴位上点刺放血,每次出血 3～5 毫升。然后再嘱患者作腰部前屈、后伸、旋转运动数次。用上述方法治疗 1 次后,腰痛减轻,活动好转。

第五节　类风湿性关节炎

类风湿性关节炎是一种以关节病变为主要特征的慢性、全身性、免疫系统异常的疾病。早期有游走性的关节疼痛、肿胀和功能障碍,晚期则出现关节僵硬、畸形、肌肉萎缩和功能丧失。

本病多发于青壮年人群,女性多于男性,起病缓慢,前期有反复性的上呼吸道感染史,而后先有单个关节疼痛,然后发展成多个关节疼痛;病变常从四肢远端的小关节开始,且左右基本对称;病程大多迁延多年,在进程中有多次缓解和复发交替的特点,有时缓解期可持续很长时间。祖国医学认为本病属"痹证"范畴,一般分为风证、寒证、湿证及热证 4 型。

一、风证

(一)症状

肢体关节疼痛,游走不定,发病初期肢节亦红亦肿,屈伸不利,或恶风,或恶寒,舌红,苔白微厚,脉弦紧。

（二）治法

(1)选穴　大椎、大杼、风门、肺俞。

(2)定位　大椎:在背部后正中线上,第七颈椎棘突下凹陷中。见图3-5-1。

　　　　　大杼:在背部,当第一胸椎棘突下,旁开1.5寸。见图3-1-2。

　　　　　风门:在背部,当第二胸椎棘突下,旁开1.5寸。见图3-5-1。

　　　　　肺俞:在背部,当第三胸椎棘突下,旁开1.5寸.见图3-5-1。

(3)操作方法　用刺血加拔罐法。用梅花针在所选穴位和穴位部位反复叩打至微出血,再拔罐吸出瘀血数毫升。每日或隔日1次,5次为1疗程。

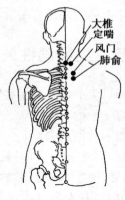

图 3-5-1

二、寒证

（一）症状

肢体关节紧痛不移,遇寒痛增,得热痛减,关节屈伸不利,局部皮色不红,触之不热,舌白腻,脉沉弦而紧。

（二）治法

（1）选穴　压痛点。

（2）定位　肢体各压痛部位。

（3）操作方法　用刺血加拔罐法。用梅花针在疼痛局部位反复叩打至微出血,再拔罐吸出瘀血数毫升,出罐后再用艾条温和灸 10 分钟。隔日 1 次,5 次为 1 疗程。

三、湿证

（一）症状

肢体关节重着、疼痛,肢体关节肿胀,痛有定处,手足沉重,活动不便,肌肤麻木不仁,舌淡红,苔白厚而腻,脉弦滑。

（二）治法

（1）选穴　压痛点、阴陵泉、曲池。

（2）定位　阴陵泉:胫骨内侧踝后下方。见图 2-1-7。

曲池:屈肘,肘横纹桡侧端凹陷中。见图 2-14-1。

（3）操作方法　用刺血加拔罐法。用梅花针在所选穴位和穴位部位反复叩打至微出血,再拔罐吸出瘀血数毫升。每日或隔日 1 次,5 次为 1 疗程。

四、热证

（一）症状

肢体关节红肿灼热剧痛,关节痛不可触,得冷稍舒,多伴有发热、怕风、口渴、尿黄、烦闷不安等全身症状,舌红,苔黄燥,脉弦数。

（二）治法

（1）选穴　肿胀处。

（2）定位　肢体肿胀处。

（3）操作方法　用刺络出血法。用手轻轻拍打肿胀处,寻找暗红色血络,在其上端扎止血带,再用三棱针将血络刺破,使出血至血色变浅为止。

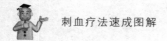

每日或隔日 1 次,5 次为 1 疗程。

五、注意事项

(1)要注意选择高蛋白、高维生素和易消化的食物,也可以增加餐饮量或次数,以供给足够的热能。

(2)不宜服用于病情不利的食物和刺激性强的食品,如辣椒等,尤其是类风湿性关节炎急性期最好忌用。糖类及脂肪也要少用。

六、病例

桑某,男性,60 岁。左足拇趾疼痛 1 天。夜间睡眠后左足拇趾红肿热痛难忍,活动时加重,查血尿酸 $520\mu mol/L$,血沉、类风湿因子、抗 O 均阴性。无外伤史,有饮酒史 30 余年。经口服消炎痛后仍疼痛不止而来诊。见患者左足拇趾疼痛,舌淡红,苔白厚而腻,脉弦滑。用刺血加拔罐法,用梅花针在压痛点、阴陵泉、曲池穴和周围反复叩打至微出血,再拔罐吸出瘀血数毫升。隔日 1 次。经用上述方法针刺放血 3 次后痛止,7 次后足趾红肿热痛消失。嘱患者饮食控制,避免进食高嘌呤类食物,如动物内脏、海鲜、鱼类等。忌烟酒,多饮水,多排尿以利尿酸排泄,多吃蔬菜水果,肥胖患者应减少热量摄取,降低体重,注意休息。

第四章　刺血疗法用于妇儿科疾病

第一节　月经不调

月经不调是指月经的周期、时间长短、颜色、经量、质地等发生异常改变的一种妇科常见疾病。

临床表现为月经时间的提前或延后、量或多或少、颜色或鲜红或淡红、经质或清稀或赤稠，并伴有头晕、心跳快、心胸烦闷、容易发怒、夜晚睡眠不好、小腹胀满、腰酸腰痛、精神疲倦等症状。大多数患者都由体质虚弱、内分泌失调所致。一般分为肾虚、气滞血瘀、血热3型。

一、肾虚

（一）症状

月经周期先后无定，量少，色淡红或暗红，经质清稀。腰膝酸软，足跟痛，头晕耳鸣，或小腹自觉发冷，或夜尿较多，舌淡，苔薄白，脉沉细无力。

（二）治法

（1）选穴　关元、三阴交、肾俞。

（2）定位　关元：仰卧位，在下腹部，前正中线上，当脐下3寸。见图2-9-1。

三阴交：在小腿内侧，当足内踝尖上3寸，胫骨内侧缘后方。见图2-17-3。

肾俞：在腰部，当第二腰椎棘突下，旁开1.5寸。见图2-17-5。

（3）操作方法　用点刺放血法。用三棱针在所选穴位和穴位附近血络点刺2～3下，使之出血5～10毫升。针后在关元、肾俞穴艾灸15分钟左右，每日或隔日1次，中病即止。

二、气滞血瘀

(一)症状

月经或提前或延后,经量或多或少,颜色紫红,有血块,月经过程不顺利;或伴小腹疼痛,怕按;或有胁肋部、乳房、少腹等胀痛,胸部不舒服,舌暗,可见瘀点,苔白,脉弦涩。

(二)治法

1. 方法一

(1)选穴 肝俞、膈俞、三阴交、次髎、关元。

(2)定位 肝俞:在背部,当第九胸椎棘突下,旁开 1.5 寸。见图 4-1-1。

膈俞:在背部,当第七胸椎棘突下,旁开 1.5 寸。见图 4-1-1。

三阴交:见前。

次髎:在骶部,当髂后上棘内下方,适对第二骶后孔处。见图 4-1-1。

关元:见前。

(3)操作方法 用点刺放血法。前 4 穴均取双侧。穴位常规消毒后,用三棱针在所选穴位或压痛点上点刺放血,出血数滴后,在关元、次髎穴拔罐 10 分钟,隔日 1 次,治疗至下次月经来潮时止。待经后 7 日后再行

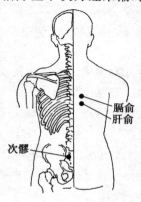

图 4-1-1

下 1 疗程。

2. 方法二

（1）选穴　关元、归来、行间、中封、隐白、三阴交。

（2）定位　关元：见前。

归来：在下腹部，当脐中下 4 寸，距前正中线 2 寸。见图 4-1-2。

行间：在足背部，当第一、第二趾间，趾蹼缘的后方赤白肉际处。见图 4-1-3。

中封：在足背部，当足内踝前，商丘与解溪的连线之间，胫骨前肌肌腱的内侧凹陷处。见图 4-1-3。

隐白：在足大趾末节内侧，距趾甲角 0.1 寸。见图 4-1-3。

三阴交：见前。

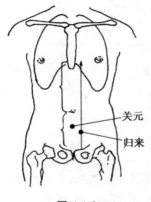

图 4-1-2　　　　　　　　　图 4-1-3

（3）操作方法　用点刺放血法。每次取穴 3～4 个，于经前 7 日开始治疗。穴位常规消毒后，用三棱针在所选穴位和穴位附近血络点刺，使之出血适量，每日或隔日 1 次，至月经来潮时止为 1 疗程。

3. 方法三

（1）选穴　上髎、次髎、中髎、关元俞。

（2）定位　上髎：在骶部，当髂后上棘与后正中线之间，适对第一骶后孔处。见图 4-1-4。

次髎：见前。

中髎：在骶部，当次髎下内方，适对第三骶后孔处。见

图4-1-4。

关元俞:在腰部,当第五腰椎棘突下,旁开1.5寸。见图4-1-4。

(3)操作方法　用点刺放血法。每次只取1穴,以上4穴交替使用。穴位常规消毒后,用三棱针在所选穴位点刺出血或挑破皮肤出血,使之出血适量。隔日1次,5次为1疗程,疗程间隔5天,经期暂停。

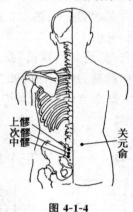

上髎
次髎
中髎
关元俞

图 4-1-4

三、血热

(一)症状

月经提前,量多,颜色深红或紫,质稠黏,有血块;伴心胸烦闷,容易发怒,面色发红,口干,小便短黄,大便秘结,舌红,苔黄,脉数。

(二)治法

1. 方法一

(1)选穴　太冲、隐白。

(2)定位　太冲:在足背侧,当第一跖骨间隙的后方凹陷处。见图2-12-3。

隐白:见前。

(3)操作方法　太冲穴用捏紧放血法。穴位常规消毒后,用三棱针点刺出血3～5滴,隐白穴艾灸5～10分钟。每日或隔日1次,于经前7日开始,至月经来潮后止为1疗程。

2. 方法二

(1)选穴　太冲、关元、子宫、隐白、华佗夹脊穴。

(2)定位　太冲：见前

关元：见前。

子宫：在下腹部，当脐中下 4 寸，中极旁开 3 寸。见图 4-1-5。

隐白：见前。

华佗夹脊穴：在背腰部，当第一胸椎至第五腰椎棘突下两侧，后正中线旁开 0.5 寸，一侧 17 个穴位。见图 4-1-6。

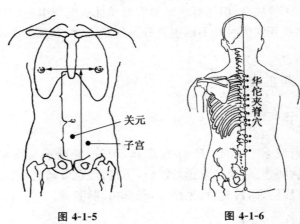

图 4-1-5　　　　　　　　图 4-1-6

(3)操作方法　用点刺放血法。穴位常规消毒后，用三棱针在所选穴位和穴位附近血络点刺出血如珠，其中华佗夹脊穴用梅花针反复叩刺，使之出血适量。每逢月经来潮前 3 天开始治疗，经净 2 日停止治疗。每日或隔日 1 次。

四、注意事项

(1)注意饮食起居，讲究生理卫生。

(2)保持精神乐观、情绪稳定。

五、病例

李某，女，26 岁。自述月经错后 7～30 天，且伴有腹胀腹痛，血色暗有块,舌暗有瘀点、瘀斑,脉涩。用三棱针在肝俞、膈俞、三阴交、次髎、关元等穴位或压痛点上点刺放血,出血数滴后,在关元、次髎穴拔罐 10 分钟,隔日 1 次。经治疗 3 次后,症状减轻,继续治疗 3 个月经周期,诸症消失。

第二节　痛　　经

痛经是指妇女月经来潮时及行经前后出现小腹胀痛和下腹剧痛等症状。痛经有原发性和继发性之分。原发性痛经是指月经初潮时就有发生,妇检时生殖器官并无器质性病变;继发性痛经是因子宫内膜移位,急、慢性盆腔炎,子宫狭窄、阻塞等生殖器官器质性病变所引起的疼痛。按病因、疼痛性质及其发生时间不同主要分为气滞血瘀、寒湿凝滞及气血虚弱3 型。

一、气滞血瘀

(一)症状

经前或行经第一、第二天,小腹胀痛,怕按,甚则小腹剧痛而发生恶心、呕吐,伴胸胁作胀,或经量少,或经行不畅,经色紫暗有块,血块排出后痛减,经净疼痛消失,舌暗,可见瘀点,苔薄白,脉弦涩。

(二)治法

1. 方法一

(1)选穴　次髎、膈俞、肝俞。

(2)定位　次髎:在骶部,当髂后上棘内下方,适对第二骶后孔处。见图 4-1-1。

膈俞:在背部,当第七胸椎棘突下,旁开 1.5 寸。见图 4-1-1。

肝俞:在背部,当第九胸椎棘突下,旁开 1.5 寸。见图 4-1-1。

(3)操作方法　用梅花针刺络拔罐法。用梅花针在穴位叩刺出血,用闪罐法拔罐,每次留罐 10 分钟。一般于每次月经前 3～5 天开始治疗,每日或隔日 1 次,至月经来潮时止,每个月经周期为 1 疗程。

2. 方法二

(1)选穴 次髎或腰骶部条索状反应物、天枢、中极、三阴交。

(2)定位 次髎:见前。

天枢:在腹中部,距脐中 2 寸。见图 4-2-1。

中极:仰卧位,在下腹部,前正中线上,当脐下 4 寸。见图 4-2-1。

三阴交:在小腿内侧,当足内踝尖上 3 寸,胫骨内侧缘后方。见图 2-17-3。

(3)操作方法 用梅花针刺络拔罐法。每次取穴 2 个。穴位常规消毒后,用三棱针在所选穴位点刺后拔罐 10 分钟,共吸出 10 毫升为度。每日或隔日 1 次,于经后 10 日开始治疗,至月经来潮时止为 1 疗程。

二、寒湿凝滞

(一)症状

月经前数日或经期小腹自觉冷痛,得温热则疼痛减轻,按小腹觉疼痛加重,经量少,经色暗黑或有血块,或有怕冷、身疼,舌淡紫,苔白腻。

(二)治法

1. 方法一

(1)选穴 关元、中极、三阴交、神阙。

(2)定位 关元:仰卧位,在下腹部,前正中线上,当脐下 3 寸。见图 4-2-2。

中极:见前。

三阴交:见前。

神阙:仰卧位,在腹中部,脐中央。

(3)操作方法 用点刺放血法。用三棱针在所选关元、中极、三阴交穴上点刺出血数滴。神阙穴拔火罐 10 分钟左右或罐后加艾灸。在经后 10 天开始,月经来潮时停止治疗。每日 1 次,1 个月经周期为 1 疗程。

2. 方法二

(1)选穴 次髎、关元。

(2)定位 次髎:见前。

关元:见前。

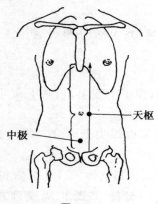

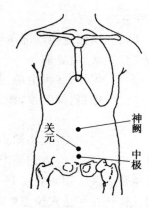

图 4-2-1　　　　　　　　　　图 4-2-2

(3)操作方法　用三棱针刺络拔罐法。次髎穴用三棱针挑刺后拔罐
10分钟,令其出血 2～5 毫升;关元穴艾灸 20 分钟。于每次月经前 3～5
天开始治疗,每日或隔日 1 次,至月经来潮时止,每个月经周期为 1 疗程。

三、气血虚弱

(一)症状

经后一二日或经期小腹隐隐作痛,喜欢揉按腹部,月经量少,色淡质
薄,或神疲无力,或面色差,或食少,大便清稀,舌淡,苔薄白,脉细弱。

(二)治法

(1)选穴　关元、中极、三阴交、脾俞、气海俞、肾俞。

(2)定位　关元:见前。

　　　　　中极:见前。

　　　　　三阴交:见前。

　　　　　脾俞:在背部,当第十一胸椎棘突下,旁开 1.5 寸。见图 4-
　　　　　　　2-3。

　　　　　气海俞:在腰部,当第三腰椎棘突下,旁开 1.5 寸。见图 4-
　　　　　　　2-3。

　　　　　肾俞:在腰部,当第二腰椎棘突下,旁开 1.5 寸。见图 4-
　　　　　　　2-3。

(3)操作方法　用点刺放血法。用三棱针在所选关元、中极、三阴交

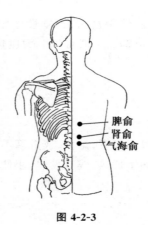

脾俞
肾俞
气海俞

图 4-2-3

穴上点刺出血数滴。脾俞、气海俞、肾俞穴拔火罐 10 分钟左右或罐后加艾灸。在经前 3～5 天开始治疗,月经来潮时停止治疗。每日 1 次,1 个月经周期为 1 疗程。

四、注意事项

(1)要合理营养,补充维生素 E 类食品。

(2)适当进行体育锻炼,提高抗病能力。

(3)在月经期还应注意外阴部清洁卫生,禁止使用阴道药物及坐浴。

(4)在生活起居上要注意保暖,不要受凉、淋雨。同时还应少吃生冷食物,不要喝冷水。

五、病例

患者,女,18 岁。自诉经期小腹痛 2 年余,经量正常,色暗,夹有血块,经期延长至 10 天,月经周期正常,伴心烦易怒,舌暗红,有瘀斑,苔薄白,脉沉涩。诊断为痛经,乃气血瘀滞胞宫。治拟活血通络,调经止痛。用梅花针在次髎、膈俞、肝俞穴位叩刺出血,再用闪罐法拔罐,每次留罐10 分钟。上法治疗 2 疗程后痊愈。

第三节　崩　　漏

崩漏是指妇女每次月经快结束时仍继续有下血症状,并且一直淋漓不断,或不在月经期内阴道大出血。现代医学认为,崩漏是多种妇科疾病所表现的共有症状,如功能性子宫出血,女性生殖器炎症、肿瘤等所引发的阴道出血,都属于崩漏范畴。一般可以分为血热、血瘀及脾虚3型。

一、血热

(一)症状

经血不按月经正常时间而下,量多,或淋漓不净,色深红或紫红,质地黏稠,口渴喜饮水,自觉胸中烦热,或有发热,小便黄或大便干结,舌红,苔黄腻,脉洪数或滑数。

(二)治法

(1)选穴　隐白、大敦。
(2)定位　隐白:在足大趾末节内侧,距趾甲角 0.1 寸。见图 4-3-1。
　　　　　 大敦:在足大趾末节外侧,距趾甲角 0.1 寸。见图 4-3-1。
(3)操作方法　用点刺放血法。穴位常规消毒后,用三棱针在所选穴位上点刺出血数滴。每日或隔日 1 次。

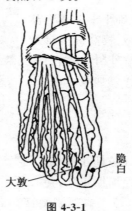

图 4-3-1

二、血瘀

(一)症状

经血不按月经正常时间而下,一会儿来,一会儿停止,或一直淋漓不净,或很久未按时来正常月经,又突然下血,且量多,继而一直淋漓不断,色紫暗有血块,小腹有下坠、胀痛的感觉,舌紫暗,或见瘀点,苔薄白,脉涩。

（二）治法

（1）选穴　次髎、三阴交、太冲。

（2）定位　次髎：在骶部，当髂后上棘内下方，适对第二骶后孔处。见图 4-3-3。

三阴交：在小腿内侧，当足内踝尖上 3 寸，胫骨内侧缘后方。见图 2-17-3。

太冲：在足背侧，当第一跖骨间隙的后方凹陷处。见图 2-12-3。

（3）操作方法　用点刺放血法。用三棱针在所选穴位上点刺出血数滴。每日或隔日 1 次，中病即止。

三、脾虚

（一）症状

经血不按月经正常时间而下，量多之后淋漓不断，血色淡而质薄，自觉吸气不够，精神疲倦，面色苍白，或面部、肢体有浮肿，手足不温，或饮食胃口差，舌淡红，苔薄白，脉缓弱或沉弱。

（二）治法

1. 方法一

（1）选穴　隐白、大敦、关元、气海。

（2）定位　隐白：见前。

大敦：见前。

关元：在下腹部，前正中线上，当脐中下 3 寸。见图 4-3-2。

气海：仰卧位，在下腹部，前正中线上，当脐中下 1.5 寸。见图 4-3-2。

（3）操作方法　用点刺放血法。用三棱针在隐白、大敦穴上点刺出血数滴。关元、气海穴拔火罐 10 分钟左右或罐后加艾灸。每日 1 次。

2. 方法二

（1）选穴　八髎、神阙。

（2）定位　上髎：在骶部，当髂后上棘与后正中线之间，适对第一骶后孔处。见图 4-3-3。

次髎：见前。

中髎：在骶部，当次髎下内方，适对第三骶后孔处。见图 4-3-3。

下髎：在骶部，当中髎下内方，适对第四骶后孔处。见图 4-3-3。

神阙：仰卧位，在腹中部，脐中央。见图 4-2-2。

（3）操作方法　用梅花针刺络拔罐法。在八髎穴上用梅花针向四周放射状叩刺约 7 厘米，重叩以全部渗出血为度，然后拔罐 15 分钟。起罐后，神阙穴加隔盐灸。每日或隔日 1 次，中病即止。

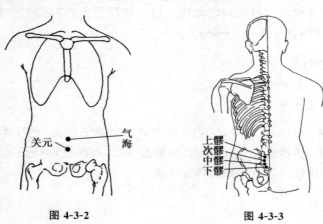

图 4-3-2　　　　　　　　　　　　　图 4-3-3

四、注意事项

（1）注意保持情绪稳定、精神愉快，避免精神过度紧张和不良刺激。

（2）适当进行体育锻炼，提高抗病能力。

五、病例

患者，女，42 岁。主诉：月经不调 25 年，崩漏伴右侧小腹隐痛不适 3 年。病史：就诊前一年曾崩漏 20 多天，用止血药无效而行刮宫手术。但一年多来仍月经不调，崩漏常发，经常 2～3 周左右才干净，每次必服用止血药。来我科就诊。查：面色稍暗，两颧褐斑，精神疲倦，舌淡红，苔薄黄，脉沉细略数。B 超：①子宫稍大；②子宫右方小囊肿（子宫右上方多层性囊肿）。诊断：崩漏(脾虚)。用三棱针在隐白、大敦穴位上点刺出血数滴，关元、气海穴拔火罐 10 分钟左右或罐后加艾灸。每日 1 次。按上法治疗 1 疗程后右小腹不适消失。月经来时第 2 天突下一团黑块，有鸡蛋大小，继续治疗，10 天经止，共治疗 3 疗程。后每次月经量较多，有少量血块，但 1 周内自行停止，不用止血药。

第四节　盆腔炎

盆腔炎是指妇女盆腔内生殖器官及其周围组织受细菌感染后引起的炎症病变。炎症可以是一部分单独发生，也可以是几部分同时发生。大多因流产、分娩、产褥、刮宫术消毒不严、经期不卫生等，被细菌感染后而引发。

本病有急性与慢性之分，急性治疗不当，可迁延成慢性。急性期表现为高热寒战，下腹胀痛，白带增多，呈脓样，有腥臭气味，伴有腹泻或便秘；慢性期表现为下腹隐痛及有下坠感，腰骶酸痛，月经失调，痛经，低热，白带增多，精神不振，重者可导致不孕症。一般分为寒湿内蕴和湿热瘀阻 2 型。

一、寒湿内蕴

（一）症状

下腹有胀冷痛感、下坠感，受凉加重，遇暖缓解，带下增多，色白质稀，或见月经后期，量少色暗有块，头晕神疲乏力，腰骶酸痛，畏寒肢冷，或婚久不孕，舌淡，或有瘀点，苔白腻，脉沉迟。

（二）治法

(1)选穴　中极、三阴交、肾俞、关元、阳陵泉。

(2)定位　中极：仰卧位，在下腹部，前正中线上，当脐下 4 寸。见图 4-4-1。

三阴交：在小腿内侧，当足内踝尖上 3 寸，胫骨内侧缘后方。见图 2-17-3。

肾俞：在腰部，当第二腰椎棘突下，旁开 1.5 寸。

关元：仰卧位，在下腹部，前正中线上，当脐下 3 寸。见图 4-4-1。

阳陵泉:在小腿外侧,当腓骨头前下方凹陷处。见图 2-15-1。

(3)操作方法　用点刺放血法。穴位常规消毒后,用三棱针在所选穴位上点刺出血数滴。关元穴加拔火罐 10 分钟左右或罐后加艾灸。每日或隔日 1 次,中病即止。

二、湿热瘀阻

(一)症状

时有低热,下腹一侧或双侧胀痛、刺痛、热痛,或有胀痛感、下坠感,劳累后或经期症状加重,经期延长,或经量增多,有血块,血块流出则疼痛减少。带下增多,色黄黏稠,有气味,小便色黄,腰部酸痛,婚后不孕,舌红,苔黄腻,脉弦滑。

(二)治法

(1)选穴　大椎、中极、肝俞、十宣。

(2)定位　大椎:俯伏坐位。当背部后正中线上,第七颈椎棘突下凹陷中。见图 4-4-2。

中极:见前。

肝俞:在背部,当第九胸椎棘突下,旁开 1.5 寸。见图 4-4-2。

十宣:在手十指尖端,距指甲游离缘 0.1 寸,左右共 10 个穴位。见图 2-1-5。

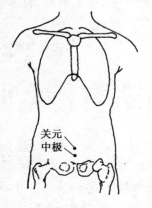

图 4-4-1

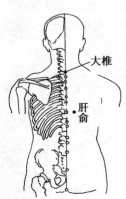

图 4-4-2

（3）操作方法　用点刺放血法，其中十宣穴用捏紧放血法。穴位常规消毒后，用三棱针在所选穴位上点刺放血，每次出血 3～5 滴，如不出血，可挤捏出血。每日或隔日 1 次，中病即止。

三、注意事项

（1）注意保持情绪稳定、精神愉快，避免精神过度紧张和不良刺激。
（2）注意外阴部清洁卫生，禁止使用阴道药物及坐浴。
（3）适当进行体育锻炼，提高抗病能力。

四、病例

唐某，21 岁。自诉下腹部坠胀、疼痛及腰骶部酸痛，白带量多，淡黄有异味，常在劳累、性交后及月经前后加剧。查舌质淡白，边有齿印，苔淡黄，脉细滑。辨证为湿热内结，症瘕积聚。妇科检查下腹部有明显压痛，双侧附件呈条索状改变。B 超提示双侧卵巢液性囊肿，约 2.0 厘米×2.5 厘米，盆腔积液。诊断为慢性盆腔炎。按上述治疗方法治疗 1 疗程后，症状减轻，尤其下腹部坠胀感明显减轻。又治疗 1 疗程，诸症消失。B 超提示囊肿消失，盆腔积液已消失，痊愈。

第五节　产后缺乳

产后缺乳是指妇女产后乳汁分泌量少或无，不能满足婴儿的需要。现代医学认为，产后缺乳与孕前、孕期乳腺发育不良，或产妇体质虚弱，或分娩出血过多，或哺乳方法不对，或产妇过度疲劳，或产后情志失调等因素有关。一般分为气血虚弱、肝郁气滞 2 型。

一、气血虚弱

（一）症状

产后乳汁少甚至全无，乳汁稀薄，乳房柔软无胀感。面色无光泽，容易疲劳，饮食量少，时有不自主心跳加快，自觉吸气不够，舌淡，苔薄白，脉细弱。

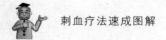

（二）治法

（1）选穴　乳根、少泽、足三里。

（2）定位　乳根：在胸部，当乳头直下，乳房根部，第5肋间隙，距前正
中线4寸。见图4-5-1。

少泽：在手小指末节尺侧，距指甲根角0.1寸（指寸）。见
图4-5-2。

足三里：在小腿前外侧，当犊鼻下3寸，距胫骨前缘一横指
（中指）。见图2-3-4。

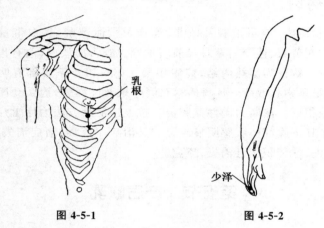

图4-5-1　　　　　　　　　　　　图4-5-2

（3）操作方法　用点刺放血法。穴位常规消毒后，用三棱针在所选穴
位上点刺出血数滴，足三里穴再加艾灸10分钟。每日或隔日1次。

二、肝郁

（一）症状

产后乳汁少，浓稠，或乳汁不下，乳房胀满而痛。胸胁胀满，郁闷不
适，食欲不振，或身有微热，舌淡，苔薄黄，脉细弦或弦数。

（二）治法

（1）选穴　少泽、后溪、膺窗。

（2）定位　少泽：见前。

后溪:在手掌尺侧,微握拳,当小指本节(第五掌指关节)后的远侧掌横纹头赤白肉际处。

膺窗:在胸部,当第三肋间隙,距前正中线4寸。

(3)操作方法　用点刺放血法。用三棱针在少泽、后溪穴上点刺出血数滴,再用艾灸双侧乳根、膺窗穴各20分钟。每日或隔日1次,中病即止。

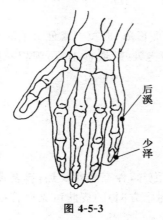

图 4-5-3

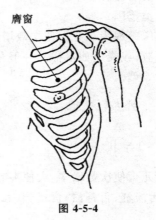

图 4-5-4

三、注意事项

(1)产后应做好饮食调节,可多吃蛋、奶、鸡、鲫鱼汤、猪蹄汤、红小豆汤等,还要补足新鲜蔬菜及水果。

(2)保持充足的休息与睡眠,体力消耗过多,不仅影响乳汁分泌,而且还会使其中蛋白质含量下降,影响产妇的情绪,进而影响泌乳反射。

(3)加强乳房的清洁与护理。

四、病例

患者,41岁,经产妇。初诊时诉足月单胎剖腹产,产后3日无乳。因患者坚持要求自行哺乳,不顾其丈夫反对,请求针灸治疗。面色无华,食欲不振,情绪易激动,胸闷作胀,恶露不多,色紫红,伴有血块,舌质淡紫边红,舌苔薄白,脉弦细。辨证为脾气亏虚,气血生化无源,伴肝郁血热,冲任血瘀气滞。用三棱针在少泽、后溪穴上点刺出血数滴,再用艾灸双侧乳根、膺窗、足三里穴各20分钟。按上述方法治疗2日后,患者即有明显双乳作胀,知饿善饥;3日后有乳汁分泌;连续治疗6日后乳汁增多至500ml

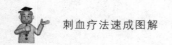

左右。恶露色红,行而通畅,血块消失,产妇转悲为喜。

第六节　小儿腹泻

　　小儿腹泻是由外感邪气或者内伤于乳食而造成的一种胃肠道疾病,此病以婴幼儿夏秋季发病居多。现代医学儿科中的消化不良、急慢性肠炎属此类范围。

　　临床表现为小儿大便次数增多,粪质稀薄,或拉出粪便夹有未消化的食物残渣,或粪质如水样。一般分为外感风寒,饮食不节、脾胃有热和脾肾亏虚3型。

一、外感风寒

(一)症状

　　患儿大便次数增多,大便夹有较多泡沫,伴有恶寒发热,鼻塞流涕,口不渴,舌淡红,舌苔白,食指侧(靠近大拇指方向)的皮肤可见血管纹色红。

(二)治法

　　(1)选穴　少商。
　　(2)定位　少商:在手拇指末节桡侧,距指甲角0.1寸(指寸)处。见图2-1-4。
　　(3)操作方法　用点刺放血法。穴位常规消毒后,用三棱针在上述部位点刺放血少许,每次只选1侧,两侧交替使用。每日1次,中病即止。

二、饮食不节、脾胃有热

(一)症状

　　患儿大便次数增多,大便如蛋花样,或呈黄绿色粪便,伴有恶臭,呕吐口渴,舌红苔黄,食指侧(靠近大拇指方向)的皮肤可见血管纹色紫。

(二)治法

1. 方法一
(1)选穴　足三里、脾俞、胃俞。

（2）定位 足三里：在小腿前外侧，当犊鼻下 3 寸，距胫骨前缘一横指（中指）。见图 2-3-4。

脾俞：在背部，当第十一胸椎棘突下，旁开 1.5 寸。见图 2-8-1。

胃俞：在背部，当第十二胸椎棘突下，旁开 1.5 寸。见图 2-8-1。

（3）操作方法 用点刺放血法。穴位常规消毒后，用三棱针在上述部位点刺放血少许。每日 1 次，中病即止。

2. 方法二

（1）选穴 隐白。

（2）定位 隐白：在足大趾末节内侧，距趾甲角 0.1 寸。见图 4-3-1。

（3）操作方法 用点刺放血法。穴位常规消毒后，用三棱针在上述部位点刺放血少许，每次只选 1 侧，两侧交替使用。每日 1 次，中病即止。

三、脾肾亏虚

（一）症状

大便次数增多，时泄时止，或泄于黎明之前（五更之时），便溏或便中夹有不消化食物，腹隐痛腹胀，体瘦乏力，怕寒，四肢冷，面色淡白或萎黄，舌淡胖，舌边有齿痕，苔薄白。

（二）治法

1. 方法一

（1）选穴 四缝穴（双）、足三里（双）。

（2）定位 四缝穴：仰掌伸指。在第二至第五掌侧，近端指关节的中央，一侧 4 个穴位。见图 4-6-1。

足三里：见前。

（3）操作方法 四缝穴用捏紧放血法。穴位常规消毒后，用三棱针在上述部位点刺放血少许。或挤压出血少许。每日一次，中病即止。

2. 方法二

（1）选穴 足三里（双）、天枢（双）、神阙。

（2）定位 足三里：见前。

天枢：在腹中部，距脐中 2 寸。见图 4-2-1。

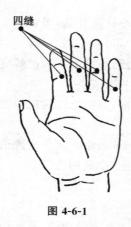

四缝

图 4-6-1

　　神阙:仰卧位。在腹中部,脐中央。见图 4-2-2。

　　(3)操作方法　用点刺放血法。穴位常规消毒后,用三棱针在足三里穴位点刺放血少许;并于天枢及神阙穴上用艾条艾灸 10 分钟。每日 1次,中病即止。

四、注意事项

　　(1)鼓励母乳喂养,尤以生后数月和生后第一个夏秋季节最为重要,应避免夏秋季断奶。

　　(2)人工喂养时要注意饮食卫生,每次喂食前用开水洗烫食具,最好每日煮沸 1 次。

五、病例

　　患者,男,9 岁。腹泻 10 日,每日泻下数 10 次,泻下清谷,小便短少,神疲倦怠,纳呆,苔白厚腻,质淡,脉濡。无腹痛、呕吐、发烧症状。经某个体诊所用藿香正气液、黄连素及西药抗生素治疗无效。辨为饮食不节,脾胃有热。用三棱针在足三里、脾俞、胃俞部位点刺放血少许。每日 1 次,经治疗 3 次后,诸症痊愈。

第七节　小儿遗尿

　　遗尿,俗称"尿床",是指 3 岁以上的小儿睡眠中小便自遗、醒后才知的一种病证。3 岁以下的小儿大脑未发育完成,正常的排尿习惯尚未养成,尿床不属病态,而年长小儿因贪玩、过度疲劳、睡前多饮等偶然尿床者也不属病态。

现代医学认为,本病因大脑皮层、皮层下中枢功能失调而引起。一般分为先天不足、肺脾亏虚和下部湿热2型。

一、肾气不足、肺脾亏虚

(一)症状

面色淡白,精神差,反应迟钝,白天小便也多,疲劳后尿床加重,重者四肢寒冷,腰腿无力,大便质稀,舌淡,苔薄白。

(二)治法

1. 方法一

(1)选穴　关元、百会、肾俞、命门、神阙。

(2)定位　关元:仰卧位。在下腹部,前正中线上,当脐下3寸。见图4-2-2。

百会:正坐位。在头部,当前发际正中直上5寸,或两耳尖连线的中点处。见图2-6-1。

肾俞:在腰部,当第二腰椎棘突下,旁开1.5寸。见图4-7-1。

命门:俯卧位。在腰部,当后正中线上,第二腰椎棘突下凹陷中。见图4-7-1。

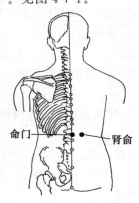

命门　　　　　　肾俞

图 4-7-1

神阙:仰卧位。在腹中部,脐中央。见图 4-2-2。

(3)操作方法　用点刺放血法。用三棱针在关元、肾俞、命门穴位上点刺 2～3 下,使之出血,一般以 3～5 滴血为宜,并用艾条于关元、百会、肾俞、命门、神阙等穴位上各悬灸 10 分钟。隔日 1 次,中病即止。

2. 方法二

(1)选穴　足三里(双)、天枢(双)、神阙。

(2)定位　足三里:在小腿前外侧,当犊鼻下 3 寸,距胫骨前缘一横指
　　　　　　　　(中指)。见图 2-3-4。

　　　　　　天枢:在腹中部,距脐中 2 寸。见图 4-2-1。

　　　　　　神阙:见前。

(3)操作方法　用点刺放血法。穴位常规消毒后,用三棱针在足三里穴点刺放血少许;并于天枢及神阙穴上用艾条艾灸 10 分钟。每日 1 次,中病即止。

二、下部湿热

(一)症状

尿频量少,色黄味臭,外阴瘙痒,烦躁易怒,面唇红赤,口干,舌红,苔黄厚腻。

(二)治法

(1)选穴　大椎、肾俞、大肠俞、阴陵泉。

(2)定位　大椎:俯伏坐位。当后背后正中线上,第七颈椎棘突下凹
　　　　　　　　陷中。见图 4-7-2。

　　　　　　肾俞:见前。

　　　　　　大肠俞:在腰部,当第四腰椎棘突下,旁开 1.5 寸。见图 4-
　　　　　　　　7-2。

　　　　　　阴陵泉:在小腿内侧,当胫骨内侧髁后下方凹陷处。见图
　　　　　　　　2-1-7。

(3)操作方法　用刺络放血法。穴位常规消毒后,用三棱针在上述穴位上点刺出血,挤出血液 2～3 滴,并于大椎、肾俞及大肠俞等穴位上拔罐 10 分钟。隔日 1 次,中病即止。

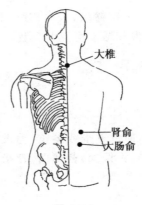

图 4-7-2

三、注意事项

(1)应该使孩子的生活、饮食起居有规律。应避免孩子过度疲劳及精神紧张。最好能坚持睡午觉。以免夜间睡得太熟,不易被大人唤醒起床小便。

(2)睡前不宜过分兴奋。

(3)临上床前把小便排干净。

四、病例

张某,男,5 岁。患儿长期夜睡遗尿,少则每晚尿床 1 次,多则 2～3 次。面色㿠白,身体瘦弱,体倦乏力,小便清长而频数,食少便溏,常自汗盗汗,舌淡苔白,脉缓细尺弱。证属肾气不足、肺脾亏虚。遂用三棱针在足三里穴点刺放血少许;并于天枢及神阙穴上用艾条艾灸 10 分钟。经 2 疗程治疗,诸症悉除,病获痊愈。1 年后未见复发。

第八节　小儿疳积

疳积是小儿时期,尤其是 1～5 岁儿童的一种常见病证。是指由于喂养不当,或寄生虫病等引起,使脾胃受损而导致全身虚弱、消瘦面黄、发枯等慢性病证。

临床主要症状有:初起恶心呕吐、不思饮食、腹胀腹泻;继而烦躁哭闹、睡眠不好、喜俯卧、手足心发热、口渴、午后两颧骨发红、大便时干时稀;最后见患儿面黄肌瘦、头发稀疏、头大颈细、肚脐突出、精神委靡。一般分为饮食不节、脾胃亏虚和感染寄生虫2型。

一、饮食不节、脾胃亏虚

(一)症状

形体消瘦,体重不增,面色少华或萎黄,毛发稀疏,食欲不振,或能食善饥,烦躁易怒,大便不调,舌偏淡,苔薄白,食指侧(靠近大拇指方向)的皮肤可见血管纹色白。

(二)治法

1. 方法一

(1)选穴 四缝穴(双)。

(2)定位 四缝:仰掌伸指。在第二至第五掌侧,近端指关节的中央,一侧4个穴位。见图4-6-1。

(3)刺血方法 采用点刺放血法。用消毒后的三棱针点刺出血或用1寸针浅刺出血,或挤出少许白色透明样黏液。每周1次,连刺3次为1疗程。如刺1疗程未愈者,休息1周再刺第二疗程。

2. 方法二

(1)选穴 四缝、脾俞、胃俞。

(2)定位 四缝:见前。

　　　　　脾俞:第十一胸椎棘突下,旁开1.5寸。见图2-8-1。

　　　　　胃俞:第十二胸椎棘突下,旁开1.5寸。见图2-8-1。

(3)刺血方法 采用点刺放血法。用消毒后的三棱针点刺出血或用1寸针浅刺出血,或挤出少许白色透明样黏液。每周1次,3次为1疗程。

3. 方法三

(1)选穴 脐周、合谷、少商、商阳。

(2)定位 脐周:脐中上下左右各1寸处。见图4-8-1。

　　　　　合谷:第一、第二掌骨间,第二掌骨桡侧中点。见图4-8-2。

　　　　　少商:拇指末节桡侧,距指甲角0.1寸。见图4-8-2。

　　　　　商阳:食指末节桡侧,距指甲角0.1寸。见图4-8-2。

(3)刺血方法 采用点刺放血法。用消毒后的三棱针点刺出血或用1寸针浅刺出血。隔日1次,3次为1疗程。

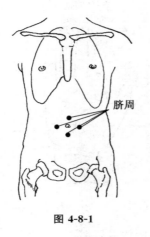

图 4-8-1

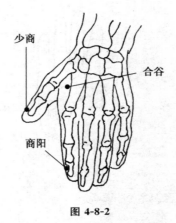

图 4-8-2

二、感染寄生虫

(一)症状

形体消瘦,肚腹胀满,甚则青筋暴露,面色萎黄无华,毛发稀疏干枯,精神烦躁,睡眠不宁,或见揉眉挖鼻,吮指磨牙,食欲不振,部分食欲亢进,甚或喜食异物,大便下虫,舌淡,苔腻。

(二)治法

1. 方法一

(1)选穴　手掌局部。

(2)定位　大鱼际肌内侧边缘与延伸掌并拢的食指、中指间引线交点处。见图 4-8-3。

(3)刺血方法　用切割放血法。用小手术刀在上述部位切割,待伤口有血渗出为度。敷料包扎即可。

2. 方法二

(1)选穴　风关。

(2)定位　风关:位于食指掌面,掌指关节横纹稍外处。见图 4-8-4。

(3)刺血方法　用挑刺放血法。用三棱针或 5 号注射针头避开血管迅速刺入风关穴 2～3 毫米,然后挑断局部少许肌纤维。用双手拇指沿患儿食指长轴方向相对挤压挑刺点两旁,使之少量出血,每周 1 次,4 次为 1 疗程。

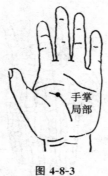

图 4-8-3

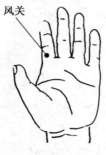

图 4-8-4

三、注意事项

(1)预防小儿厌食症,要培养小儿良好的饮食习惯。

(2)不要给小儿太多零食、饮料等。

(3)适当增加小儿户外活动的时间,参加力所能及的劳动及轻微的家务,积极参加体育锻炼。

(4)吃饭应有稳定而安静的场所和轻松愉快的气氛。

四、病例

吴某,男,2岁10个月。家属代诉:患儿近来食欲减少,面黄肌瘦,每日大便3~4次,便稀有奶瓣,腹部胀大如鼓。用1寸针浅刺四缝穴,8个手指皆挤出少许黄白色透明黏液。二诊:患儿第一次针刺后腹部开始变软,食欲略增,日便1~2次。又刺四缝穴,挤出少许黄白色透明黏液。三诊:患儿腹软,食乳正常,大便每日1~2次,无奶瓣。仅1指挤出少量黏液,其余7指挤出深红色血液。2个月后随访无异常。

第九节　小儿高热

凡小儿体温远超过生理标准范围时都可称为小儿高热。多因风热外袭、热毒上攻所导致发热的。

一、刺血治疗

(一)症状

发热,体温远超过正常,伴头痛、咳嗽、咽红、乳蛾红肿、烦躁不安,舌质红,苔黄,脉数。

（二）治法

1. 方法一

（1）选穴　耳尖。

（2）定位　耳尖:在耳廓的上方,当折耳向前,耳廓上方的尖端处。见图 2-6-3。

（3）操作方法　用三棱针刺络法。先在耳尖部位加以轻微按摩,促使局部充血,用三棱针快速刺入耳尖 1 分许,随即加以挤压出血,一般以 3～5 滴血为宜,隔日 1 次,中病即止。

2. 方法二

（1）选穴　大椎、耳尖、商阳。

（2）定位　大椎:俯伏坐位。当后正中线上,第七颈椎棘突下凹陷中。见图 4-7-2。

耳尖:在耳廓的上方,当折耳向前,耳廓上方的尖端处。见图 2-6-3。

商阳:在手食指末节桡侧,距指甲角 0.1 寸(指寸)。见图 4-8-2。

（3）操作方法　用点刺放血法。用三棱针在所选穴位和穴位附近血络点刺 2～3 下,使之出血,大椎加拔火罐 10 分钟,每日或隔日 1 次,中病即止。

3. 方法三

（1）选穴　四缝穴(双)。

（2）定位　四缝:仰掌伸指。在第二至第五掌侧,近端指关节的中央,一侧 4 个穴位。见图 4-6-1。

（3）刺血方法　采用点刺放血法。用消毒后的 0.5 寸毫针点刺出血或用 1 寸针浅刺出血,并捻转 2～5 下,快速出针,每日 1 次或隔日 1 次,中病即止。

4. 方法四

（1）选穴　少商。

（2）定位　少商:在手拇指末节桡侧,距指甲角 0.1 寸(指寸)处。见图 4-8-2。

（3）操作方法　用点刺放血法。穴位常规消毒后,用三棱针在上述部

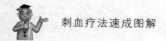

位点刺放血少许,每次只选 1 侧,两侧交替使用。每日 1 次,中病即止。

二、注意事项

(1)物理降温 将患儿置放于环境安静、阴凉、空气流通处。用冷温毛巾或冷水袋敷头额、双腋及腹股沟等部位,或用布包裹的冰袋枕于头部或放置于上述部位。

(2)多饮水。

三、病例

李某,6 岁。就诊时见:发热,测 T:39.2℃,伴头痛、咳嗽、咽红、流鼻涕、乳蛾红肿、烦躁不安,舌质红,苔黄,脉数。遂于耳尖上放血少许,即先在耳尖部位加以轻微按摩,促使局部充血,用三棱针快速刺入耳尖 1 分许,随即加以挤压出血,使之出血 3～5 滴,当日 2 次,体温降至 36.8℃,诸症基本缓解。

第五章 刺血疗法用于皮肤及五官科疾病

第一节 湿 疹

湿疹是指有瘙痒、糜烂、渗液、结痂等症状的各种皮肤疾病。现代医学认为是一种过敏性、炎症性皮肤病。

临床表现为多形性皮疹，一般呈对称分布，以丘疹、疱疹为主，多局限于某一部位，有渗出倾向。男女老幼一年四季皆可发病，以冬季常复发，是临床常见的多发病。根据临床症状不同，分为湿热蕴肤、脾虚湿蕴、血虚风燥 3 型。

一、湿热蕴肤

（一）症状

发病快，病程短，皮疹潮红，丘疱疹，灼热瘙痒不止，抓破渗液，伴口渴，心烦，舌红，苔薄黄。

（二）治法

1. 方法一

（1）选穴 足三里、阴陵泉、大椎、曲池。

（2）定位 足三里：犊鼻下 3 寸，距胫骨前缘外侧一横指。见图 5-1-1。

阴陵泉：胫骨内侧踝后下方。见图 5-1-1。

大椎：后正中线上，第七颈椎棘突下凹陷中。见图 4-7-2。

曲池：屈肘，肘横纹桡侧端凹陷中。见图 2-14-1。

（3）操作方法 用点刺放血法。用三棱针在所选穴位和穴位附近血络点刺 2～3 下，使之出血。每日或隔日 1 次，中病即止。

2. 方法二

（1）选穴 大椎、尺泽、百虫窝。

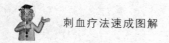
（2）定位　大椎：见前。

尺泽：屈肘，肘横纹桡侧端凹陷中。见图 2-1-6。

百虫窝：在大腿内侧，髌底内侧上 3 寸，即血海上 1 寸。见
图 5-1-2。

（3）操作方法　用点刺放血法。用三棱针在所选穴位和穴位附近血络点刺 2～3 下，使之出血 5～10 毫升，百虫窝穴加拔火罐 10 分钟。每日或隔日 1 次，中病即止。

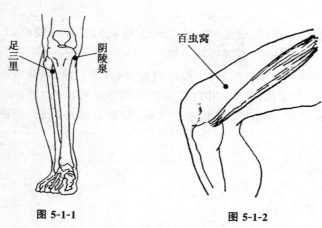

图 5-1-1　　　　　　　　　　　图 5-1-2

二、脾虚湿蕴

（一）症状

发病较缓，皮疹潮红或偏暗，丘疹，瘙痒，抓破糜烂渗出，伴纳少，易疲倦，舌淡胖，苔白腻，脉弦缓。

（二）治法

1. 方法一

（1）选穴　脾俞、肺俞、足三里、三阴交、公孙。

（2）定位　脾俞：第十一胸椎棘突下，旁开 1.5 寸。见图 5-1-4。

肺俞：第三胸椎棘突下，旁开 1.5 寸。见图 5-1-4。

足三里：犊鼻下 3 寸，距胫骨前缘外侧一横指。见图 2-3-4。

三阴交:内踝上 3 寸,胫骨后缘。见图 2-17-3。

公孙:在足内侧缘,当第一跖骨基底的前下方。见图 5-1-3。

(3)操作方法　用刺络放血法。穴位常规消毒后,用三棱针在足三里、三阴交、公孙刺络出血,放出血液 5～7 滴。在脾俞、肺俞 2 穴点刺出血,挤出血液 2～3 滴。隔日 1 次,中病即止。

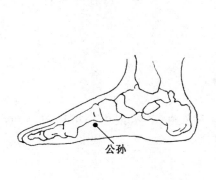

图 5-1-3

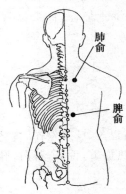

图 5-1-4

2. 方法二

(1)选穴　箕门、关元、百虫窝。

(2)定位　箕门:大腿内侧,当血海与冲门连线上,血海上 6 寸。见图 5-1-5。

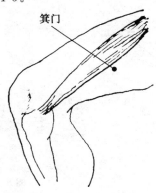

图 5-1-5

关元:在下腹部,前正中线上,当脐中下3寸。见图4-4-1。

百虫窝:见前。

阴陵泉:见前。

三阴交:见前。

(3)操作方法 用点刺放血法。穴位常规消毒后,用三棱针在所选穴位和穴位附近血络点刺2～3下,使之出血适量。针后在箕门、关元穴艾灸15分钟左右,百虫窝穴加拔火罐10分钟。每日或隔日1次,中病即止。

三、血虚风燥

(一)症状

病程久,反复发作,皮疹色暗或色素沉着,或皮肤粗糙肥厚,剧痒难忍,遇热加重,舌淡,苔白,脉弦细。

(二)治法

(1)选穴 风池、膈俞、血海、百虫窝、太溪。

(2)定位 风池:颈部枕骨下,斜方肌与胸锁乳突肌之间凹陷处。见图2-1-1。

膈俞:第七胸椎棘突下,旁开1.5寸。见图4-1-1。

血海:髌骨内上缘上2寸。见图5-1-6。

百虫窝:见前。

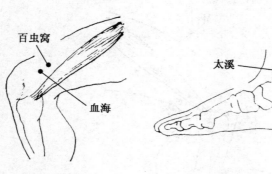

图 5-1-6　　　　　　　　　图 5-1-7

太溪:在足内侧,内踝后,当内踝尖与跟腱之间的凹陷处。见图 2-5-1。

(3)操作方法 用点刺放血法。穴位常规消毒后,用三棱针在所选穴位和穴位附近血络点刺 2～3 下,使之出血适量,百虫窝穴加拔火罐 10 分钟。每日或隔日 1 次,中病即止。

四、注意事项

(1)食物中要有丰富的维生素、无机盐和水,糖和脂肪要适量,少吃盐。

(2)尽量少用肥皂,不用碱性大的肥皂。

(3)不穿化纤、羊毛衣服,以柔软浅色的棉布为宜,衣服要宽松,不要穿盖过多。

(4)适当进行体育锻炼,提高抗病能力。

五、病例

孔某,男,42 岁。自诉半个月前在新装修的房子睡了一夜后,即感背部发痒,随后便加重,痛痒揪心。检查时发现右臂湿疹较重,所抓之处糜烂流水,并伴有口渴,小便黄,舌红,苔薄黄,脉弦等症状。即为其点刺风池、曲池、大椎以泻上焦之邪热,阴陵泉、足三里起益气活血、清热化湿的作用。隔日其母喜告知其儿症状已经消失。

第二节 荨麻疹

荨麻疹又称"风疹块",是一种常见的过敏性皮肤病。临床表现为:皮肤出现红色或白色风团块,大小不一,小如芝麻,大如蚕豆,扁平凸起,时隐时现,奇痒难忍,如虫行皮中,灼热,抓搔后增大增多,融合成不规则形状。此病常可持续数小时或数十小时,消退后不留痕迹。急性发作者数小时至数天可愈,慢性患者可反复发作数月甚至数年。现代医学认为,吃鱼、虾、海鲜等食物,或接触化学物质、粉尘,或蚊虫叮咬、日光暴晒、寒风刺激,或精神紧张等诸多因素,皆可引发此病。一般分为风热、血虚2 型。

一、风热

(一)症状

发病急,风团色红,灼热剧痒;兼见发热、恶寒、咽喉肿痛、心烦口渴、胸闷腹痛、恶心欲吐,舌淡红,苔薄黄,脉浮数。

(二)治法

1. 方法一

(1)选穴 大椎、肺俞。

(2)定位 大椎:后正中线上,第七颈椎棘突下凹陷中。见图 2-3-2。

肺俞:在背部,第三胸椎棘突下,旁开 1.5 寸。见图 2-3-2。

(3)操作方法 用点刺放血法。用三棱针在所选穴位点刺,然后用真空罐抽血 3～5 毫升,间隔 3～5 日 1 次,中病即止。

2. 方法二

(1)选穴 曲池、合谷、风市、血海、三阴交。

(2)定位 曲池:在肘横纹外侧端,屈肘,当尺泽与肱骨外上髁连线中点。见图 5-2-1。

合谷:在手背,第一、第二掌骨间,当第二掌骨桡侧的中点处。见图 5-2-1。

风市:在大腿外侧部的中线上,当横纹上 7 寸处。或直立

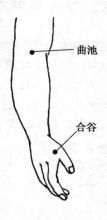

图 5-2-1

垂手时,中指尖处。

　　　血海:屈膝,在大腿内侧,髌底内侧端上 2 寸,当股四头肌

　　　　　　内侧头的隆起处。见图 5-1-6。

　　　三阴交:在小腿内侧,当足内踝尖上 3 寸,胫骨内侧缘后

　　　　　　方。见图 2-17-3。

　　(3)操作方法　用点刺放血法。上穴可分 2 次交叉取穴,或左或右,交替使用。用三棱针在所选穴位和穴位附近血络放血,使之各出血 1～5 滴。每日或隔日 1 次,中病即止。

二、血 虚

(一)症状

　　皮疹反复发作,迁延日久,午后或夜间加剧,神疲乏力,不思饮食,睡眠差,口干不思饮,手足心热,舌淡,苔薄白,脉虚缓。

(二)治法

1. 方法一

　　(1)选穴　曲池、膈俞、血海、阴陵泉。

　　(2)定位　曲池:见前。

　　　　　　膈俞:在背部,第七胸椎棘突下,旁开 1.5 寸。见图 4-1-1。

　　　　　　血海:见前。

　　　　　　阴陵泉:在小腿内侧,当胫骨内侧髁后下方凹陷处。见图

　　　　　　　　　 5-1-1。

　　(3)操作方法　用点刺放血法。穴位常规消毒后,用三棱针在所选穴位和穴位附近血络点刺 2～3 下,使之出血适量。每日或隔日一次,中病即止。

2. 方法二

　　(1)选穴　大椎、血海(双)。

　　(2)定位　大椎:见前。

　　　　　　血海:见前。

　　(3)操作方法　用点刺放血法。穴位常规消毒后,用三棱针在所选穴位和穴位附近血络点刺 2～3 下,使之出血适量。隔日 1 次,中病即止。

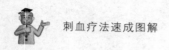
刺血疗法速成图解

三、注意事项

（1）宜食清淡、富含维生素的食物，并禁食辛辣刺激性食物及鱼、虾等水产品。

（2）多饮水，注意保暖，保持大便通畅。床单被褥要清洁，室内保持安静。

（3）应尽量避免搔抓，以免引起皮损增加，瘙痒加剧。

四、病例

殷某，男，20 岁。患者 2 个月前出现全身瘙痒，起风团，持续几分钟后，自行消退。口服扑尔敏、维生素 C 等西药抗过敏治疗，仍然每天下午发作瘙痒和起风团，反复发作。诊断为慢性荨麻疹，用点刺放血法，用三棱针在椎、血海（双）等穴位和穴位附近血络点刺 2～3 下，使之出血适量。治疗 1 疗程后，症状消失。分别于半个月和 2 个月后回访，均未复发。

第三节 痤 疮

痤疮是指人体的面部、胸部、肩颈部、背项部的局部皮肤表面出现的，形如粟米，分散独立，分布与毛孔一致的小丘疹或黑头丘疹，用力挤压，可见有白色米粒样的汁液溢出，且此愈彼起，反复出现，又称肺风粉刺。

痤疮是青春期常见的皮脂腺疾病，因青春期性腺成熟，睾丸酮分泌增加，皮脂腺代谢旺盛、排泄增多，过多的皮脂堵塞毛囊口，经细菌感染而引发炎症所致。本病也可因过食脂肪、糖类，消化不良等因素而引发。在青春期过后，约 30 岁大多可自然痊愈。一般分为肺经蕴热、胃肠湿热、瘀血阻滞 3 型。

一、肺经蕴热

（一）症状

粉刺初起，红肿疼痛，面部瘙痒，可有口干口渴，小便黄，大便干燥，舌红，苔薄黄，脉浮数。

118

（二）治法

1. 方法一

（1）选穴　灵台、委中、合谷、大椎、肺俞。

（2）定位　灵台:俯伏坐位。在背部,当后正中线上,第六胸椎棘突下凹陷中。见图 5-3-1。

　　　　　　委中:在腘横纹中点,当股二头肌肌腱与半腱肌肌腱的中间。见图 2-12-1。

　　　　　　合谷:在手背,第一、二掌骨间,当第二掌骨桡侧的中点处。见图 2-6-5。

　　　　　　大椎:见前。

　　　　　　肺俞:在背部,第三胸椎棘突下,旁开 1.5 寸。见图 5-3-1。

（3）操作方法　用点刺放血法。用三棱针在所选穴位和穴位附近血络点刺 2~3 下,使之出血 5~10 毫升。每日或隔日 1 次,10 次为 1 疗程。

2. 方法二

（1）选穴　大椎、夹脊穴。

（2）定位　大椎:见前。

　　　　　　夹脊穴:在背腰部,当第一胸椎至第五腰椎棘突下两侧,后正中线旁开 0.5 寸,一侧 17 个穴位。

（3）操作方法　用挑刺拔罐法。在夹脊穴处皮肤反应点和大椎处用三棱针挑出少许白色纤维,挑后挤出少量血液并拔火罐 5 分钟,针后处消毒包扎,1 周 1 次,4 次为 1 疗程。

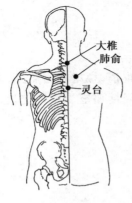

图 5-3-1

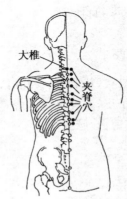

图 5-3-2

119

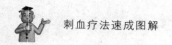

二、胃肠湿热

（一）症状

粉刺此起彼伏,连绵不断,可以挤出黄白色碎米粒样脂栓,或有脓液,颜面出油光亮,伴口臭口苦,食欲时好时坏,大便黏滞不爽,舌红,苔黄腻,脉滑数。

（二）治法

(1)选穴　灵台、委中、合谷、脾俞、足三里、三阴交。
(2)定位　灵台:见前。
　　　　　委中:见前。
　　　　　合谷:见前。
　　　　　脾俞:在背部,当第十一胸椎棘突下,旁开1.5寸。见图5-3-3。
　　　　　足三里:在小腿前外侧,当犊鼻下3寸,距胫骨前缘一横指(中指)。见图5-1-1。
　　　　　三阴交:在小腿内侧,当足内踝尖上3寸,胫骨内侧缘后方。见图2-17-3。
(3)操作方法　用点刺放血法。用三棱针在所选穴位和穴位附近血络点刺2～3下,使之出血5～10毫升。每日或隔日1次,10次为1疗程。

三、瘀血阻滞

（一）症状

痤疮日久,粉刺、脓包均有,质地坚硬难消,触压有疼痛感,或者颜面凹凸如橘子皮,女性可有月经量少、痛经、经期痤疮加重等症状,舌暗,或见瘀点,苔薄白,脉弦涩。

（二）治法

1. 方法一
(1)选穴　大椎、肺俞、肝俞、膈俞、至阳。
(2)定位　大椎:见前。

肺俞:见前。

肝俞:在背部,第九胸椎棘突下,旁开 1.5 寸。见图 5-3-4。

膈俞:在背部,第七胸椎棘突下,旁开 1.5 寸。见图 5-3-4。

至阳:俯伏坐位。在背部,当后正中线上,第七胸椎棘突下凹陷中。见图 5-3-4。

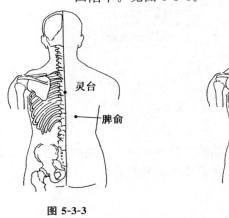

图 5-3-3

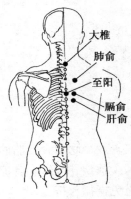

图 5-3-4

(3)操作方法　用点刺放血法。每次取 3~4 穴,轮流使用。穴位常规消毒后,用三棱针在所选穴位和穴位附近血刺放血,或挤推使之每穴出血数滴。每日一次,5 次为 1 疗程。

2. 方法二

(1)选穴　心俞、肺俞、肝俞、脾俞、肾俞。

(2)定位　心俞:在背部,第五胸椎棘突下,旁开 1.5 寸。见图 5-3-3。

肺俞:见前。

肝俞:见前。

脾俞:见前。

肾俞:在背部,第二腰椎棘突下,旁开 1.5 寸。见图 5-3-3。

(3)操作方法　用点刺放血法。每次取 2~3 穴,轮流使用。先在穴位周围挤按,使血液瘀积,然后用三棱针快速刺入,出针后挤出瘀血数滴。隔日 1 次,6 次为 1 疗程,疗程间间隔 2~3 天。

四、注意事项

(1)避免搔抓与挤压,可用温热水(可少放点食盐)、硫磺药皂洗浴,除去油脂。尽可能保持面部清洁,注意个人卫生。

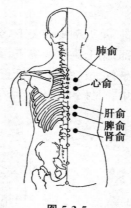

图 5-3-5

（2）不食或少吃甜食及脂肪含量高的肉类及油炸类食物，少食辛辣刺激性食物，少抽烟、喝酒，多食凉性水果及蔬菜。

（3）避免搔抓与挤压。

五、病例

王某，女，18岁，学生。病史：面额处频发疱疹5个月，伴皮损处瘙痒，食鱼虾及辛辣之品后疱疹加重，伴口鼻干燥，大便秘结。查：额头布满红色丘疹，部分尖端有脓点，脓疱周围皮肤轻度红肿，舌苔黄腻，脉濡数。中医诊断：粉刺（肺经蕴热型）；西医诊断：寻常痤疮（Ⅱ级）。采用点刺放血法。用三棱针在灵台、委中、合谷、大椎、肺俞穴和穴位附近血络点刺2～3下，使之出血。隔日1次，10次为1疗程。上述方法治疗1疗程后，额头处疱疹明显消退，继续巩固治疗1个疗程，面部痤疮全部消失，无新痤疮出现，皮损处仅留暗红色色素。半年后随访未复发，色素消退，皮肤光洁。

第四节　痔　疮

痔疮是指直肠下端黏膜和肛管远侧段皮下的静脉曲张团块呈半球状隆起的肉球。如发生在肛门内的叫内痔，在肛门外的叫外痔，内外均有的为混合痔。外痔在肛门边常有增生的皮瓣，发炎时疼痛；内痔便后可见出血，颜色鲜红，附在粪便外部；痔核可出现肿胀、疼痛、瘙痒、流水、出血等，大便时会脱出肛门。一般可以分为饮食不节、损伤脾胃及湿热下注 2 型。

一、饮食不节，损伤脾胃

（一）症状

饮食不节，喜食辛辣食物，胃中灼热，便后出血，血色鲜红，肛门发痒，大便不畅，全身症状不明显，舌红，苔黄腻，脉滑数。

（二）治法

（1）选穴　龈交、足三里。

（2）定位　龈交：仰靠坐位。在上唇内，唇系带与上齿龈的相接处。见图 5-4-1。

足三里：在腿部犊鼻穴下 3 寸，距胫骨前缘外侧一横指。见图 5-1-1。

龈交

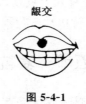

图 5-4-1

（3）操作方法　用毫针挑刺法。用 1 寸毫针或注射针头挑破肿粒，挤出肿粒内白色分泌物并挤出 1～2 滴血。用三棱针点刺足三里穴，再拔罐吸出瘀血数毫升。隔日 1 次，5 次为 1 疗程。

二、湿热下注

（一）症状

肛门沿肿痛，口干口苦，胃部疼痛，食欲不振，大便干燥或秘结，小便色黄，便时滴血，舌红，苔黄腻，脉滑数。

（二）治法

（1）选穴　大肠俞、阴陵泉。

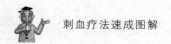

（2）定位　大肠俞：第四腰椎棘突下，旁开1.5寸。见图4-7-2。
阴陵泉：在小腿内侧，当胫骨内侧髁后下方凹陷处。见图5-1-1。

（3）操作方法　用刺血加拔罐法。用三棱针在所选穴位上点刺，再拔罐吸出瘀血数毫升。每日或隔日1次，5次为1疗程。

三、注意事项

（1）禁食酒类及辛辣、油炸等刺激性食物，多吃蔬菜、水果，养成每天短时间排便的习惯，养成有规律的生活习惯，避免熬夜。

（2）有异常感觉，如大便带血，立刻找肛肠科大夫就诊，以免贻误病情。

四、病例

王某，男，32岁。大便间断带鲜血十余年，便时疼痛，尤其休息不好、食酸辣饮食后症状加重，舌红，苔黄腻，脉滑数。诊断为：内痔（湿热下注）。用三棱针在大肠俞、阴陵泉穴上点刺，再拔罐吸出瘀血数毫升，次日症状减轻，3日后症状消失，坚持治疗1疗程，随访未见复发。

第五节　麦粒肿

麦粒肿俗称"偷针眼"，是眼睑腺体受葡萄球菌感染所致的急性化脓性炎症。麦粒肿分内、外两种。睫毛毛囊周围皮脂腺的急性化脓性炎症称外麦粒肿；睑板腺的急性化脓性炎症称内麦粒肿。

临床症状为：初期眼睑痛痒，睫毛毛囊根部皮肤红肿，有状如麦粒硬结，睑缘有水肿；继则红肿热痛加剧，拒按；轻者数日消散，重者化脓破溃，排脓后自愈。一般分为风热外袭、热毒上攻2型。

一、风热外袭

（一）症状

发病初期，眼皮患处红肿痒痛，触碰患处有硬结、压痛，或伴怕风、发热、周身不适、头痛等，舌淡红，苔薄黄，脉浮数。

（二）治法

1. 方法一

（1）选穴　耳尖。

（2）定位　耳尖：在耳廓的上方，当折耳向前，耳廓上方的尖端处。见图 2-6-3。

（3）操作方法　用三棱针刺络法。先在耳尖部位加以轻微按摩，促使局部充血，用三棱针快速刺入耳尖 1 分许，随即加以挤压出血，一般以 3～5 滴血为宜，隔日 1 次，中病即止。

2. 方法二

（1）选穴　大椎、耳尖、商阳。

（2）定位　大椎：俯伏坐位。当背部后正中线上，第七颈椎棘突下凹陷中。见图 5-3-4。

耳尖：见前。

商阳：在手食指末节桡侧，距指甲角 0.1 寸（指寸）。见图 4-8-2。

（3）操作方法　用点刺放血法。用三棱针在所选穴位和穴位附近血络点刺 2～3 下，使之出血数滴，大椎加拔火罐 10 分钟，每日或隔日 1 次，中病即止。

3. 方法三

（1）选穴　肝俞、脾俞。

（2）定位　肝俞：在背部，当第九胸椎棘突下，旁开 1.5 寸。见图 5-3-5。

脾俞：在背部，当第十一胸椎棘突下，旁开 1.5 寸。见图 5-3-5。

（3）操作方法　用点刺放血法。穴位常规消毒后，用三棱针在所选穴位和穴位附近血络放血，或挤推使每穴出血数滴。每日 1 次，5 次为 1 疗程。对复发 5 次以上的青壮年点刺后拔火罐 10 分钟。

二、热毒上攻

（一）症状

眼睑红肿，灼热疼痛，硬结肿大，不敢触摸，外眦部的麦粒肿可引起球

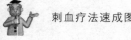

结膜水肿,甚至突出于睑裂之外;多伴有口渴喜饮,大便干、小便黄等,舌红,苔黄,脉数有力。

(二)治法

1. 方法一

(1)选穴　脾俞、肺俞、足三里、三阴交、公孙。

(2)定位　脾俞:见前。

肺俞:在背部,第三胸椎棘突下,旁开1.5寸。见图5-3-4。

足三里:犊鼻下3寸,距胫骨前缘外侧一横指。见图5-1-1。

三阴交:内踝上3寸,胫骨后缘。见图2-17-3。

公孙:在足内侧缘,当第一跖骨基底的前下方。见图5-1-3。

(3)操作方法　用刺络放血法。穴位常规消毒后,用三棱针在足三里、三阴交、公孙穴刺络出血,放出血液5~7滴。在脾俞、肺俞2穴点刺出血,挤出血液2~3滴。隔日1次,中病即止。

2. 方法二

(1)选穴　大椎、耳尖、少冲。

(2)定位　大椎:见前。

耳尖:见前。

少冲:在手小指末节桡侧,距指甲根0.1寸(指寸)。见图5-5-1。

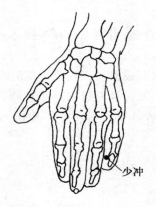

少冲

图 5-5-1

（3）操作方法　用点刺放血法。用三棱针在所选穴位和穴位附近血络点刺 2～3 下，使之出血数滴，大椎加拔火罐 10 分钟，每日或隔日 1 次，中病即止。

3. 方法三

（1）选穴　少泽穴。

（2）定位　少泽：在手小指末节尺侧，距指甲根角 0.1 寸（指寸）。见图 4-5-2。

（3）操作方法　用点刺放血法。用三棱针在少泽穴上点刺，挤出 3～4 滴血，每日或隔日 1 次，中病即止。

三、注意事项

（1）注意眼部卫生，保持眼部清洁，不用脏手或脏物揉擦眼睛。

（2）注意休息，看电视、打电脑、写作业时间不宜太长，增加睡眠，避免过度疲劳。

（3）积极治疗眼部慢性炎症。

（4）多补充维生素 A 和维生素 C，进食清淡饮食。

四、病例

王某，男，23 岁。主诉：右上眼睑红肿、疼痛 3 天，伴发热头痛。查：右眼球结膜充血，睫毛毛囊皮脂腺红肿明显，扪之约 0.3 厘米×0.4 厘米微硬结节，触之疼痛，尚未成脓，体温 38.2℃，舌淡红，苔薄黄，脉浮数。诊为麦粒肿。用三棱针刺络法。先在耳尖部位加以轻微按摩，促使局部充血，用三棱针快速刺入耳尖 1 分许，随即加以挤压出血。次日，右上眼睑红肿基本消退，体温恢复正常，发热头痛症状减轻，依上法再治疗 1 次，第三日诸症悉除，眼睑硬结全部消失，血常规检查正常。随访 1 年未复发。

第六节　耳鸣、耳聋

耳鸣是听觉功能紊乱而产生的一种临床症状，患者自觉耳内有声，鸣响不断，时发时止，重者可妨碍听觉。引发耳鸣的原因有很多，常见的有药物中毒、急性传染病、噪声损伤、颅脑外伤及老年性耳聋等。

耳聋是指不同程度的听力减退，轻者耳失聪敏、听声不远或闻声不真,重者听力消失。本病常因内耳迷路炎、中耳炎、耳硬化、耳内肿瘤、药物中毒、内耳震荡及老年性耳聋等引发。一般分为风热侵袭和肝胆火旺两型。

一、风热侵袭

(一)症状

起病较速,突发耳鸣耳聋,伴鼻塞流涕,或有头痛、耳胀闷,或有恶寒发热、身疼,舌淡红,苔薄黄,脉浮数。

(二)治法

1. 方法一

(1)选穴　耳尖。

(2)定位　耳尖:在耳廓的上方,当折耳向前,耳廓上方的尖端处。见图 2-6-3。

(3)操作方法　用三棱针刺络法。先在耳尖部位加以轻微按摩,促使局部充血,用三棱针快速刺入耳尖 1 分许,随即加以挤压出血,一般以 3～5 滴血为宜,隔日 1 次,中病即止。

2. 方法二

(1)选穴　太阳、耳门、曲池、外关。

(2)定位　太阳:在颞部,当眉梢与目外眦之间,向后约一横指的凹陷处。见图 5-6-1。

　　　　　耳门:在面部,当耳屏上切迹的前方、下颌骨髁状突后缘,张口有凹陷处。见图 5-6-1。

　　　　　曲池:在肘横纹外侧端,屈肘,当尺泽与肱骨外上髁连线中点。见图 5-2-1。

　　　　　外关:在手背腕横纹上 2 寸,尺桡骨之间,阳池与肘尖的连线上。见图 5-6-2。

(3)操作方法　用点刺放血法。用三棱针在所选穴位和穴位附近血络点刺 2～3 下,使之出血 5～10 毫升,曲池、外关加拔火罐 10 分钟,每日或隔日 1 次,中病即止。

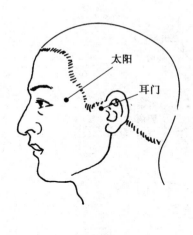

图 5-6-1

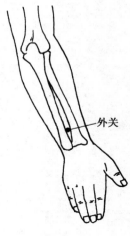

图 5-6-2

二、肝胆火旺

(一)症状

情志抑郁或恼怒之后,突发耳聋,伴偏头痛、口苦、鼻咽发干、便秘、尿黄、面红目赤、易怒,舌边红,苔黄,脉弦数。

(二)治法

1. 方法一

(1)选穴　大椎、肝俞、胆俞、肺俞、肾俞。

(2)定位　大椎:俯伏坐位。当背部后正中线上,第七颈椎棘突下凹陷中。见图 5-6-3。

肝俞:在背部,当第九胸椎棘突下,旁开 1.5 寸。见图 5-6-3。

胆俞:在背部,当第十胸椎棘突下,旁开 1.5 寸。见图 5-6-3。

肺俞:在背部,当第三胸椎棘突下,旁开 1.5 寸。见图 5-6-3。

肾俞:在腰部,当第二腰胸椎棘突下,旁开 1.5 寸。见图 5-6-3。

(3)操作方法　用刺络放血法。穴位常规消毒后,用三棱针在所选穴

129

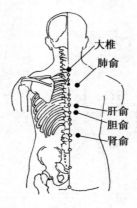

大椎

肺俞

肝俞
胆俞
肾俞

图 5-6-3

位和穴位附近血络点刺 2～3 下,使之出血 5～10 毫升,并于上述穴位上
加拔火罐 10 分钟,每日或隔日 1 次,中病即止。

2. 方法二

(1)选穴　大椎、胆俞、太冲、行间。

(2)定位　大椎:见前。

胆俞:见前。

太冲:在足背侧,当第一跖骨间隙的后方凹陷处。见图 2-
12-3。

行间:在足背部,当第一、第二趾间,趾蹼缘的后方赤白肉
际处。见图 2-12-3。

(3)操作方法　用点刺放血法。用三棱针在所选穴位和穴位附近血
络点刺 2～3 下,使之出血 5～10 毫升,大椎加拔火罐 10 分钟,每日或隔
日 1 次,中病即止。

三、注意事项

(1)讲求精神卫生,保持心情舒畅。

(2)加强体质锻炼,注意劳逸结合,提高抗病能力。

四、病例

李某,男,41 岁,工人。主诉:耳鸣 1 周余。病史:患者 1 周前出现头
痛目胀,口燥咽干,失眠烦怒,耳麻,擤鼻时耳部感刺激,自听增强数倍,走

路时双耳震响。耳鼻喉检查诊断为"耳咽管异常开放"。用柳酸涂耳咽管开口,并服镇静类药物1周,因无效求治于针灸。症见:神志清楚,语言流利,面赤唇干,忧虑烦躁,舌红少津,脉细数。检查:耳膜正常,耳咽管隆突轻度萎缩。诊断:耳鸣。辨证:肝胆火旺。用刺络放血法。穴位常规消毒后,用三棱针在大椎、肝俞、胆俞、肺俞、肾俞穴和穴位附近血络点刺2~3下,使之出血,并于上述穴位上加拔火罐10分钟,隔日1次。初诊后自感轻松,共治疗10次,诸症消失而告治愈。

第七节　鼻出血

　　鼻出血可由外伤引起,也可由鼻病引起,如鼻中隔弯曲,鼻窦炎、肿瘤等,有些全身疾病也是诱因,如高热、高血压等;妇女内分泌失调,在经期易鼻出血,称为"倒经",天气干燥、气温高也可引起鼻出血。

　　鼻出血多发生于一侧,少的仅在鼻涕中带有血丝,多的则从一侧鼻孔流出鲜血,甚至从口中和另一侧鼻孔同时流出鲜血。鼻出血易引起患者紧张,但越紧张,出血越严重。一般分为肺热和胃热两型。

一、肺热

(一)症状

　　鼻出血点滴渗出,血色鲜红,伴有鼻塞、口鼻干燥、咳嗽,或有发热,舌红,苔薄黄,脉浮数。

(二)治法

1. 方法一

(1)选穴　耳尖。

(2)定位　耳尖:在耳廓的上方,当折耳向前,耳廓上方的尖端处。见图2-6-3。

(3)操作方法　用三棱针刺络法。先在耳尖部位加以轻微按摩,促使局部充血,用三棱针快速刺入耳尖1分许,随即加以挤压出血,一般以3~5滴血为宜,隔日1次,中病即止。

2. 方法二

(1)选穴　大椎、耳尖、商阳。

(2)定位　大椎:俯伏坐位。当背部后正中线上,第七颈椎棘突下凹
　　　　　陷中。见图 5-6-3。

　　　　耳尖:见前。

　　　　商阳:在手食指末节桡侧,距指甲角 0.1 寸(指寸)。见图
　　　　　4-8-2。

(3)操作方法　用点刺放血法。用三棱针在所选穴位和穴位附近血
络点刺 2～3 下,使之出血数滴,大椎加拔火罐 10 分钟,每日或隔日 1 次,
中病即止。

二、胃热

(一)症状

鼻中出血量多,血色深红,身热烦躁,口渴口臭,牙齿出血,大便秘结,
舌红,苔黄,脉数有力。

(二)治法

1. 方法一

(1)选穴　委中、行间。

(2)定位　委中:在腘横纹中点,当股二头肌肌腱与半腱肌肌腱的中
　　　　　间。见图 2-12-1。

　　　　行间:在足背部,当第一、第二趾间,趾蹼缘的后方赤白肉
　　　　　际处。见图 4-1-3。

(3)操作方法　用刺络放血法。穴位常规消毒后,用三棱针在委中穴
处点刺出血,放出血液 5～7 滴。在行间穴处点刺出血,挤出血液 2～3
滴。隔日 1 次,中病即止。

2. 方法二

(1)选穴　大椎、耳尖、足三里。

(2)定位　大椎:见前。

　　　　耳尖:见前。

　　　　足三里:在小腿前外侧,当犊鼻下 3 寸,距胫骨前缘一横指
　　　　　(中指)。见图 5-1-1。

(3)操作方法　用点刺放血法。用三棱针在所选穴位和穴位附近血
络点刺 2～3 下,使之出血适量,大椎加拔火罐 10 分钟,每日或隔日 1 次,

中病即止。

三、注意事项

(1)鼻出血时不要惊慌,可用手指压紧出血侧和鼻翼,必要时可用干净卫生纸放入鼻腔内进行按压,然后再入医院处理。

(2)禁食辛辣刺激的食物,戒除烟酒,以免滋生火热。

(3)天气干燥时可预防性地往鼻腔里滴入油剂滴鼻液。

(4)调节情志,去除挖鼻的习惯,避免鼻部损伤。

四、病例

张某,男,33岁。感冒后咳嗽1周不解,入夜加剧。2天前双侧鼻腔出血,时止时作,当日又出血大约50ml。脉弦紧而数。遂于委中穴上点刺,使之出血数滴,再在行间穴处点刺出血,并加以挤压,使之出血2~3滴,大约3分钟后,出血停止。

第八节　慢性鼻炎

慢性鼻炎是指鼻腔黏膜及黏膜下层的慢性炎症。慢性鼻炎主要是因急性鼻炎反复发作或失治而造成。此外,慢性扁桃体炎、鼻中隔弯曲、鼻窦炎及邻近组织病灶的反复感染,有害气体、粉尘、花粉等长期刺激,皆可引发本病。

主要症状有:突发型鼻痒,连续喷嚏,鼻塞流涕,分泌物增多,嗅觉减退,咽喉干燥,伴有头痛、头晕等。一般分为风邪犯肺和胆经热盛2型。

一、风邪犯肺

(一)症状

多见于发病初期或长期鼻炎因外感而急性发作,鼻塞,涕多白黏清稀或微黄,伴头痛、咳嗽、咳痰,喷嚏不断,鼻痒,舌淡,苔薄白,脉浮缓。

(二)治法

1. 方法一

(1)选穴　耳尖、肺俞、风门。

(2)定位　耳尖:在耳廓的上方,当折耳向前,耳廓上方的尖端处。见图 2-6-3。

肺俞:在背部,当第三胸椎棘突下,旁开 1.5 寸。见图 2-1-2。

风门:在背部,当第二胸椎棘突下,旁开 1.5 寸。见图 2-1-2。

(3)操作方法　用三棱针刺络法。先在耳尖部位加以轻微按摩,促使局部充血,用三棱针快速刺入耳尖 1 分许,随即加以挤压出血,一般以 3～5 滴血为宜;并点刺肺俞、风门 2 穴,使之出血少许,并在该处拔罐 10 分钟。隔日 1 次,中病即止。

2. 方法二

(1)选穴　大椎、迎香、鱼际。

(2)定位　大椎:俯伏坐位。当背部后正中线上,第七颈椎棘突下凹陷中。见图 5-6-3。

迎香:在鼻翼外缘中点旁,当鼻唇沟中。见图 5-8-1。

鱼际:在手拇指本节(第一掌指并节)后凹陷处,约当第一掌骨中点桡侧,赤白肉际处。见图 2-2-1。

(3)操作方法　用点刺放血法。用三棱针在所选穴位和穴位附近血络点刺 2～3 下,使之出血数滴,大椎加拔火罐 10 分钟,每日或隔日 1 次,中病即止。

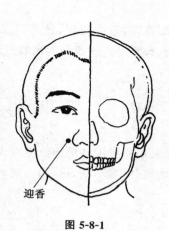

迎香

图 5-8-1

二、胆经热盛

（一）症状

鼻塞头痛,鼻涕色黄,黏稠如脓样,量多,有臭味,伴身热,口渴,大便干燥,舌边红,苔黄,脉弦数。

（二）治法

1. 方法一

（1）选穴　胆俞、肺俞、阳陵泉。

（2）定位　胆俞:在背部,当第十胸椎棘突下,旁开 1.5 寸。见图 5-6-3。

　　　　　肺俞:在背部,当第三胸椎棘突下,旁开 1.5 寸。见图 5-6-3。

　　　　　阳陵泉:在小腿外侧,当腓骨头前下方凹陷处。见图 2-15-1。

（3）操作方法　用刺络放血法。穴位常规消毒后,用三棱针在上述穴位上点刺出血 5～10 毫升,挤出血液 2～3 滴。隔日 1 次,中病即止。

2. 方法二

（1）选穴　大椎、耳尖、太冲。

（2）定位　大椎:见前。

　　　　　耳尖:见前。

　　　　　太冲:在足背侧,当第一跖骨间隙的后方凹陷处。见图 2-12-3。

（3）操作方法　用点刺放血法。用三棱针在所选穴位和穴位附近血络点刺 2～3 下,使之出血数滴,大椎加拔火罐 10 分钟,每日或隔日 1 次,中病即止。

三、注意事项

（1）避免导致人体抵抗力下降的各种因素,如过度疲劳、睡眠不足、受凉、饮酒、吸烟等。

（2）增强抵抗力,坚持体育锻炼,增强体质,提高人体对不良条件的适应能力,如晨跑、冷水浴或冷水洗脸等,提高人体对寒冷的耐受力,并积极

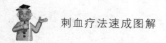

治疗上呼吸道疾病及全身其他慢性疾患。

四、病例

曾某,女,26 岁。自述患慢性鼻炎两年多,在以往的治疗中,反复发作,并经常感冒,前额昏胀。检查后发现:鼻甲肥大呈暗红色,苔薄白,脉浮缓。诊断为慢性鼻炎,鼻甲肥大。遂先在耳尖部位加以轻微按摩,促使局部充血,用三棱针快速刺入耳尖 1 分许,随即加以挤压出血,使之出血 3～5 滴;并点刺肺俞、风门 2 穴,使之出血少许,之后在该处拔罐 10 分钟。隔日 1 次,经治疗 5 次后患者症状缓解。

第九节　过敏性鼻炎

过敏性鼻炎又称变态反应性鼻炎,是身体对某些过敏原的敏感性异常增高而出现的一种以鼻黏膜病变为主要特征的异常反应。现代医学认为,本病与过敏变态反应体质、精神失调、内分泌失调等因素有关,常因气温变化、化学气体、刺激性气味、烟尘花粉、药物反应等引发。

临床特征有鼻黏膜潮湿、水肿、鼻炎、鼻塞、流涕、喷嚏、咳嗽、嗅觉减退等。一般分为风寒外袭和脾肾亏虚 2 型。

一、风寒外袭

(一)症状

鼻痒、喷嚏频频,鼻涕连续不断,质清稀,嗅觉减退,伴有头晕乏力,怕寒,口淡,多在天气变化或感冒时候症状加重,舌淡红,苔薄白,脉浮紧。

(二)治法

(1)选穴　大椎、肺俞、风门、迎香、印堂。
(2)定位　大椎:俯伏坐位。当背部后正中线上,第七颈椎棘突下凹陷中。见图 5-9-1。

　　　　　肺俞:在背部,当第三胸椎棘突下,旁开 1.5 寸。见图 5-9-1。

　　　　　风门:在背部,当第二胸椎棘突下,旁开 1.5 寸。见图 5-9-1。

迎香：在鼻翼外缘中点旁，当鼻唇沟中。见图 5-9-2。

印堂：在前额部，当两眉头间连线与前正中线之交点处。
　　　见图 5-9-2。

（3）操作方法　用点刺放血法。用三棱针在所选穴位和穴位附近血络点刺 2～3 下，使之出血 5～10 毫升，大椎、肺俞、风门穴上加拔火罐 10 分钟，每日或隔日一次，中病即止。

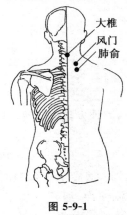

图 5-9-1

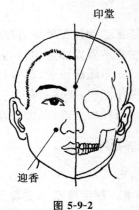

图 5-9-2

二、脾肾亏虚

（一）症状

症状反复发作，时好时坏，缠绵不愈，见鼻痒、鼻流涕，伴有食欲不振，腰膝酸软，潮热盗汗，舌淡胖，苔白，脉沉细弱。

（二）治法

（1）选穴　脾俞、肾俞、肺俞、足三里、迎香、印堂。

（2）定位　脾俞：在背部，当第 11 胸椎棘突下，旁开 1.5 寸。见图 5-3-5。

肺俞：见前。

足三里：右小腿犊鼻穴下 3 寸，距胫骨前缘外侧一横指。
　　　　见图 5-1-1。

肾俞：在腰部，当第二腰椎棘突下，旁开 1.5 寸。见图 5-6-3。

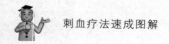

迎香:见前。

印堂:见前。

(3)操作方法 用刺络放血法。穴位常规消毒后,用三棱针在上述穴位上点刺出血,挤出血液 2～3 滴,并于脾俞、肾俞、肺俞、足三里拔罐 10 分钟,亦可于上述穴位上用艾条艾灸 10 分钟。隔日 1 次,中病即止。

三、注意事项

(1)经常参加体育锻炼,以增加抵抗力。

(2)注意不要骤然进出冷热悬殊的环境。

(3)已知道致敏原者,尽量设法避免接触。

(4)发作期间,要注意保暖。

(5)每当狂嚏之前,急按摩迎香穴,按摩到该处发热时为度。

四、病例

王某,男,21 岁。就诊时诉鼻塞流涕 3 年余,遇冷空气刺激时打喷嚏等症状加重。现症鼻塞呈交替状时轻时重,流浊涕,遇寒时加重,面色㿠白,形体略胖,说话时有鼻音,伴有痰多色白微黄。大便日 3 次,不成形。舌略胖淡红、苔白微腻,脉滑实。鼻腔检查:黏膜深层血管慢性扩张,尤以下鼻甲海绵状血窦最明显。黏液腺功能活跃,分泌物多。鼻甲黏膜肿胀,呈暗红色,但黏膜下组织无明显增生。证属脾肾亏虚,肺卫虚弱。按证属脾肾亏虚型治疗,隔日 1 次。二诊时:鼻塞流涕明显改善,痰少略黄,大便每日 1 次,成形,无其他不良反应。鼻腔检查:黏膜肿胀不明显,分泌物少。继续上述治疗方法,治疗 8 次后,诸症悉除,康复如初。1 年后随访,未见复发。

第十节　慢性咽炎

慢性咽炎是指咽部黏膜、淋巴组织及黏液腺的弥漫性炎症。本病常反复发作,经久不愈,主要是急性咽炎治后病邪未完全清除,迁延而成;此外,上呼吸道感染、用嗓过度(唱歌、说话)、长期吸烟饮酒等也可导致慢性咽炎。

临床症状有咽部发干、发痒、灼热、疼痛、有异物感、吞咽不适、声音嘶哑或失音等,重症者伴有咳嗽、咳痰,晨起较甚。一般分为肺胃有热和肺肾亏虚两型。

一、肺胃有热

(一)症状

咽喉红肿疼痛,咽干咽痒,声音嘶哑,可伴有发热头痛,烦渴,口臭,咳痰黄稠,腹胀便秘,小便黄赤,舌红,苔黄,脉数。

(二)治法

1. 方法一

(1)选穴 少商(双)。

(2)定位 少商:在手拇指末节桡侧,距指甲角 0.1 寸(指寸)处。见图 2-1-4。

(3)操作方法 用点刺放血法。用三棱针在所选穴位上点刺 2~3 下,使之出血,随即加以挤压出血,一般以 3~5 滴血为宜,隔日 1 次,中病即止。

2. 方法二

(1)选穴 大椎、耳尖、商阳。

(2)定位 大椎:俯伏坐位。当背部后正中线上,第七颈椎棘突下凹陷中。见图 5-9-1。

耳尖:在耳廓的上方,当折耳向前,耳廓上方的尖端处。见图 2-6-3。

商阳:在手食指末节桡侧,距指甲角 0.1 寸(指寸)。见图 4-8-2。

(3)操作方法 用点刺放血法。用三棱针在所选穴位和穴位附近血络点刺 2~3 下,使之出血数滴,大椎加拔火罐 10 分钟,每日或隔日 1 次,中病即止。

二、肺肾亏虚

(一)症状

咽喉稍见红肿,咽干咽痒,色暗红,疼痛较轻,伴口干舌燥,手足心发热,入夜症状加重,或有烦躁失眠,耳鸣,舌红,苔少,脉细数。

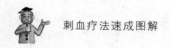

（二）治法

（1）选穴　肺俞、肾俞、商阳。

（2）定位　肺俞：在背部，第三胸椎棘突下，旁开 1.5 寸。见图 5-6-3。

肾俞：在背部，当第二要椎棘突下，旁开 1.5 寸。见图 5-6-3。

商阳：见前。

（3）操作方法　用刺络放血法。穴位常规消毒后，用三棱针在上述穴位上点刺出血，挤出血液 2～3 滴，并于肺俞及肾俞穴上拔罐 10 分钟。隔日 1 次，中病即止。

三、注意事项

（1）应保持居室内空气湿润清洁，不在室内吸烟，不把有刺激气味的物品放在室内。

（2）少食煎炒和有刺激性的食物，戒烟、限酒。

（3）注意口腔卫生，并要锻炼身体。

（4）注意休息，避免过度疲劳。在发病初期可用盐水漱口来减轻症状。

四、病例

陶某，男，45 岁。5 年来咽部干燥、微痛、有异物感，伴腰酸、颧红、手足心热，每因受凉后症状加重，曾服中西药效果不显。诊见咽部微暗红，喉底处血络扩张，咽后壁淋巴滤泡增生明显，舌红无苔，脉沉细数。诊为慢性咽炎。证属肺肾亏虚。遂按上述方案治疗，经治疗 3 次后咽部症状好转，颧红、手足心热亦轻，继续治疗 5 次后，诸症消失。随访 1 年未见复发。

第十一节　扁桃体炎

扁桃体炎是指咽部淋巴组织受到细菌和病毒感染而引起的一种喉科炎性疾病，多发于儿童和青少年。

本病有急、慢性之分，具有传染性。患者一般在疲劳、感冒、受凉以后，机体抵抗力下降时感染发病，并通过飞沫接触、用品接触或食物而传染给别人。急性起病急骤,伴有高热、头痛、恶心、呕吐、全身不适、吞咽困难、咽部充血及扁桃体肿大;慢性大多因急性反复发作,治疗不当迁延而致,有头痛、乏力、咽部不适、消化不良、易疲劳及夜间低热等症状。一般分为肺胃有热和肺肾亏虚两型。

一、肺胃有热

(一)症状

起病急,咽喉灼热疼痛,口干口渴,伴有恶寒高热、头痛、吞咽苦难,全身疲倦酸痛,查体可见咽喉充血,舌红,苔黄,脉浮数。

(二)治法

1. 方法一

(1)选穴　耳尖。

(2)定位　耳尖:在耳廓的上方,当折耳向前,耳廓上方的尖端处。见图 2-6-3

(3)操作方法　用三棱针刺络法。先在耳尖部位加以轻微按摩,促使局部充血,用三棱针快速刺入耳尖 1 分许,随即加以挤压出血,一般以3~5 滴血为宜,隔日 1 次,中病即止。

2. 方法二

(1)选穴　大椎、耳尖、少商。

(2)定位　大椎:俯伏坐位。当背部后正中线上,第七颈椎棘突下凹陷中。见图 5-9-1。

　　　　　　耳尖:见前。

　　　　　　少商:在手拇指末节桡侧,距指甲角 0.1 寸(指寸)处。见图 4-8-2。

(3)操作方法　用点刺放血法。用三棱针在所选穴位和穴位附近血络点刺 2~3 下,使之出血数滴,大椎加拔火罐 10 分钟,每日或隔日 1 次,中病即止。

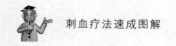

二、肺肾亏虚

（一）症状

症状反复发作,迁延不愈,咽喉发干、痒痛,伴有食欲不振,精神疲倦,夜间低热,舌红,苔少,脉细数。

（二）治法

(1)选穴　肺俞、肾俞、商阳。
(2)定位　肺俞:在背部,第三胸椎棘突下,旁开1.5寸。见图5-6-3。
　　　　　肾俞:在腰部,第二腰椎棘突下,旁开1.5寸。见图5-6-3。
　　　　　商阳:在手食指末节桡侧,距指甲角0.1寸(指寸)。见图4-8-2。
(3)操作方法　用刺络放血法。穴位常规消毒后,用三棱针在上述穴位上点刺出血,挤出血液2～3滴,并于肺俞及肾俞穴上拔罐10分钟。隔日1次,中病即止。

三、注意事项

(1)长期保持口腔洁净,戒除烟酒。
(2)多吃芋艿、慈姑、荸荠、海带、海蜇等食物。

四、病例

患者,男,20岁,学生。自诉发热,咽痛,伴颌下淋巴肿大2天。查体:T39.3℃,咽部黏膜充血,双侧扁桃体焮红肿大,扁桃体表面可见散在星点状白色分泌物,颌下淋巴结肿大压痛,舌红,脉浮数。用三棱针刺络法于耳尖上放血,即先在耳尖部位加以轻微按摩,促使局部充血,用三棱针快速刺入耳尖1分许,随即加以挤压出血,使之出血3～5滴。每日1次,2次后热退,吞咽疼痛缓解;继续治疗5次,症状消失。

第六章 刺血疗法用于泌尿生殖系统疾病

第一节 阳 痿

阳痿是指成年男子阴茎不能勃起或勃起不坚,不能进行正常性生活的一种男性疾病。少数患者由器质性病变引起,如生殖器畸形、损伤及睾丸病证;大多数患者由精神、心理、神经功能、不良嗜好、慢性疾病等因素致病,如手淫、房室过度、神经衰弱、生殖腺功能不全、糖尿病、长期饮酒、过量吸烟等。大体可分为虚证阳痿及实证阳痿两型。

一、实证

(一)症状

阴茎虽勃起,但时间短暂,每多早泄,阴囊潮湿、有异味,下肢酸重,小便赤黄,情绪抑郁或烦躁,舌红,苔白或黄腻,脉濡数。

(二)治法

(1)选穴 次髎、三阴交。
(2)定位 次髎:在骶部,当髂后上棘内下方,适对第二骶后孔处。见图 4-3-3。
三阴交:在小腿内侧,当足内踝尖上 3 寸,胫骨内侧缘后方。见图 2-17-3。
(3)操作方法 用点刺放血法。穴位常规消毒后,用三棱针在所选穴位上点刺出血数滴。每日或隔日 1 次。

二、虚证

(一)症状

阴茎勃起困难,时时滑精,精薄清冷,头晕耳鸣,心跳不自主加快,自觉吸气不够,面色苍白,精神不振,腰膝酸软,畏寒肢冷,舌淡,苔薄白,脉沉细弱无力。

（二）治法

(1)选穴　中极、曲骨、肾俞、命门。

(2)定位　中极:仰卧位。在下腹部,前正中线上,当脐下 4 寸。见图6-1-1。

曲骨:仰卧位。在前正中线上,耻骨联合上缘的中点处。见图 6-1-1。

肾俞:在腰部,当第二腰椎棘突下,旁开 1.5 寸。见图 6-1-2。

命门:俯卧位。在腰部,当后正中线上,第二腰椎棘突下凹陷中。见图 6-1-2。

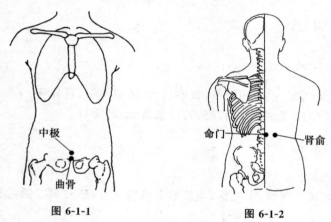

图 6-1-1　　　　　　　　　　图 6-1-2

（3）操作方法　用点刺放血法。用三棱针在中极、曲骨穴上点刺出血数滴,或用梅花针叩刺至微出血为度。再于肾俞、命门穴上拔罐 10 分钟,罐后加艾灸 20 分钟。每日或隔日 1 次,中病即止。

三、注意事项

(1)选择饮食,应以清淡、营养丰富、含蛋白质较高的食物为主。

(2)保持心情舒畅,二便调畅。

四、病例

患者李某,男,28 岁。主诉:患阳痿 2 年,追问病史,婚前频频遗精 3 年余,婚后 2 年一直不能过正常性生活,伴头晕乏力,耳鸣耳聋,腰膝酸软,身体瘦弱,常觉足心发热,舌质红,苔少,脉沉细。诊断为阳痿,辨证为虚证。遂按上述治疗方法,治疗 6 次后,性欲增强,晨起阴茎能勃起,但不坚硬,且历时短暂。继续治疗 2 疗程后,加口服六味地黄丸。随访 2 年,性生活正常,生育 1 子。

第二节　遗　　精

遗精是指无性交而精液自行外泄的一种男性疾病。有梦(睡眠时)而精液外泄者为梦遗,无梦(清醒时)而精液外泄者为滑精,无论是梦遗还是滑精都统称为遗精。在未婚男青年中 80%～90% 的人有遗精现象,一般一周不超过 1 次属正常的生理现象;如果一周数次或一日数次,并伴有精神委靡、腰酸腿软、心慌气喘,则属于病理性。本病可以大体分为梦遗和滑精两型。

一、梦遗

(一)症状

梦境纷纭,阳事易举,遗精一夜数次,或数夜一次,或兼早泄,伴有头晕,心烦少寐,腰酸耳鸣,小便黄,舌红,苔薄少,脉细数。

(二)治法

(1)选穴　心俞、肾俞、关元、三阴交、志室。
(2)定位　心俞:在背部,当第五胸椎棘突下,旁开 1.5 寸。见图 6-1-1。
　　　　　肾俞:在腰部,当第二腰椎棘突下,旁开 1.5 寸。见图 6-1-1。
　　　　　志室:在腰部,当第二腰椎棘突下,旁开 3 寸。见图 6-1-1。
　　　　　关元:仰卧位。在下腹部,前正中线上,当脐下 3 寸。见图 4-4-1。

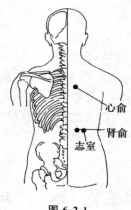

图 6-2-1

三阴交:在小腿内侧,当足内踝尖上 3 寸,胫骨内侧缘后方。见图 2-17-3。

(3)操作方法 用点刺放血法。穴位常规消毒后,用三棱针在所选穴位上点刺出血数滴,刺后各温灸 10 分钟。每日或隔日 1 次,5 次为 1 疗程。

二、滑精

(一)症状

无梦而遗,甚则见色流精,滑泄频繁,腰部酸冷,面色苍白,神倦乏力,或兼阳痿,自汗,短气,舌淡,苔薄白,脉沉细弱无力。

(二)治法

(1)选穴 三阴交、委中、次髎。

(2)定位 三阴交:见前。

委中:在腘横纹中点,当股二头肌腱与半腱肌肌腱的中间。见图 2-12-1。

次髎:在骶部,当髂后上棘内下方,适对第二骶后孔处。见图 4-3-3。

(3)操作方法 用点刺放血法。穴位常规消毒后,用三棱针在所选穴位上点刺出血数滴,刺后各温灸 10 分钟。每日或隔日 1 次,5 次为 1

疗程。

三、注意事项

（1）注意精神调摄，排除杂念，清新寡欲。
（2）注意节制房事，解除手淫。
（3）少食醇酒厚味、辛辣刺激性食物。晚餐不宜过饱。

四、病例

何某，男，23 岁，未婚学生。自诉手淫引起梦遗 1 年，由每 3～5 日 1 次发展到每日 1 次遗精，虽服过不少滋补固涩药品，效果不佳，伴头晕、眼花、心悸、失眠、精神不振、自汗、盗汗、面色苍白、肌肉削瘦、腰腿乏力，舌光无苔，脉细缓无力。遂按上述治疗方法，经治疗 1 疗程后症状减轻，共治疗不到两个月，诸症悉愈，观察 2 年未见复发。

第三节　前列腺炎

慢性前列腺炎是男性泌尿和生殖系统常见病之一，多发于 20～50 岁的人群。慢性前列腺炎有排尿延迟、尿后滴尿或滴出白色前列腺液、遗精、早泄、阳痿等症状。一般分为湿热内蕴和脾肾亏虚 2 型。

一、湿热下注

（一）症状

小便次数增多，余沥不尽，或小便浑浊，排尿延迟，或见尿道有涩热感、口渴等，或伴有遗精、早泄、阳痿等症状，舌红，苔黄腻，脉滑数。

（二）治法

1. 方法
（1）选穴　太冲、次髎、关元、三阴交、阴陵泉。
（2）定位　太冲：在足背侧，当第一跖骨间隙的后方凹陷处。见图 2-12-3。
　　　　　　次髎：在骶部，当髂后上棘内下方，适对第二骶后孔处。见图 4-3-3。

关元:仰卧位。在下腹部,前正中线上,当脐下 3 寸。见图
　　　　4-4-1。

三阴交:在小腿内侧,当足内踝尖上 3 寸,胫骨内侧缘后
　　　　方。见图 6-3-1。

阴陵泉:在小腿内侧,当胫骨内侧髁后下方凹陷处。见图
　　　　6-3-1。

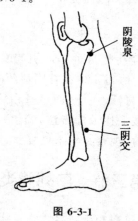

图 6-3-1

（3）操作方法　用点刺放血法。穴位常规消毒后,用三棱针在所选穴位上点刺出血数滴,刺后再于次髎、关元、三阴交、阴陵泉穴位上拔罐,留罐 5 分钟。每日或隔日 1 次,10 次为 1 疗程。

二、肾气亏虚

（一）症　状

小便次数增多,余沥不尽,或小便浑浊,小腹坠胀,尿意不畅,面色无华,神疲乏力,劳倦或进食油腻则发作或加重,或伴有遗精、早泄、阳痿等症状,舌淡,苔薄白,脉沉细缓无力。

（二）治法

1. 方法一

（1）选穴　太冲、涌泉、次髎、关元、三阴交、命门。

（2）定位　太冲:见前。

涌泉：在足底部，卷足时足前部凹陷处，约当足底 2、3 趾趾
　　　缝纹头端与足跟连线的前 1/3 与后 2/3 交点上。见
　　　图 6-3-3。

次髎：见前。

关元：见前。

三阴交：见前。

命门：俯卧位。在腰部，当后正中线上，第二腰椎棘突下凹
　　　陷中。见图 6-3-2。

　（3）操作方法　用点刺放血法。穴位常规消毒后，用三棱针在所选穴
位上点刺出血数滴，刺后于涌泉、关元、命门各温灸 10 分钟。每日或隔日
1 次，10 次为 1 疗程。

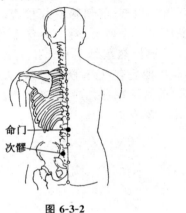
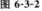

图 6-3-2

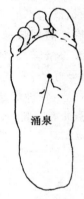

图 6-3-3

2. 方法二

（1）选穴　关元、三阴交、神阙、命门。

（2）定位　关元：见前。

　　　　　三阴交：见前。

　　　　　神阙：仰卧位。在腹中部，脐中央。见图 4-2-2。

　　　　　命门：见前。

　（3）操作方法　用点刺放血法。穴位常规消毒后，用三棱针在关元、
三阴交穴上点刺出血数滴，刺后再于关元、命门穴上拔罐 5 分钟，起罐后
隔姜灸各 5 壮。每日或隔日 1 次，10 次为 1 疗程。

三、注意事项

(1)生活规律,起居有常,坚持适当的体育锻炼,增强抵抗力。

(2)注意节制房事,解除手淫,保持外生殖器、会阴部的清洁,以防止感染。

(3)平时多饮水,多排尿。

(4)忌食辛、辣、刺激性食物,戒烟、酒,保持大便通畅,减少诱发前列腺炎的因素。

四、病例

谢某,男,45岁。有慢性前列腺炎病史2年,就诊时自诉近2周来尿频、尿急,小便剧痛,伴会阴部胀痛,便后尿道口有白色分泌物,腰酸腿软,神疲乏力,性欲减退。肛诊前列腺液检查、前列腺B超检查,以及前列腺液培养符合慢性前列腺炎,诊断明确。予西药治疗,症状未缓解,而转针灸治疗。舌淡苔微腻,脉弦滑。证属湿热蕴结下焦。按上述方法治疗6次后,症状明显好转,但是仍诉有小便后有点滴,腰膝酸软,大便略干。继续治疗1疗程后,各种症状消失,前列腺检查、前列腺液培养均为阴性,做前列腺液检查正常。随访1年未见复发。

参 考 文 献

1　王峥等．中国刺血疗法大全．合肥：安徽科学技术出版社，2005

2　程爵棠等．刺血疗法治百病．北京：人民军医出版社，2006

3　陈秀华．刺血疗法（中医独特疗法）．北京：人民卫生出版社，2009

4　欧阳颀等．图解刺血疗法．北京：人民军医出版社，2007

5　财吉拉胡等．刺血疗法．北京：中国中医药出版社，1996

6　刘光瑞等．中国民间刺血术．成都：四川科学技术出版社，1992

7　喻喜春．实用中华刺络疗法．北京：北京医科大学、中国协和医科大学联合出版
社，1995

8　喻喜春．中医络脉放血．北京：中医古籍出版社，2003

9　喻喜春．中华刺络放血图．北京：中医古籍出版社，2005

10　胡玉玲等．实用图示刺络疗法．北京：学苑出版社，2006

11　郭剑华等．刺络疗法治百病．上海：上海科学技术文献出版社，1990

12　温木生．实用图示刺络疗法．北京：人民军医出版社，2007

13　郑佩．刺血医镜．合肥：安徽科学技术出版社，1999

14　文绍敦等．藏医放血疗法．西宁：青海人民出版社，1996

15　刘星等．百病放血疗法．太原：山西科学技术出版社，1995

图书在版编目（CIP）数据

刺血疗法速成图解 / 屈菲等编著. —北京：科学技术文献出版社，2010.1
（2023.1重印）
（中医实用技术丛书）
ISBN 978-7-5023-6403-8

Ⅰ.刺… Ⅱ.屈… Ⅲ.放血疗法（中医）—图解 Ⅳ.① R245.31-64

中国版本图书馆 CIP 数据核字（2009）第 106546号

刺血疗法速成图解

策划编辑：樊雅莉　责任编辑：樊雅莉　责任校对：唐 炜　责任出版：张志平

出　版　者	科学技术文献出版社	
地　　　址	北京市复兴路15号　　邮编　100038	
编　务　部	（010）58882938，58882087（传真）	
发　行　部	（010）58882868，58882870（传真）	
邮　购　部	（010）58882873	
官方网址	**www.stdp.com.cn**	
发　行　者	科学技术文献出版社发行　全国各地新华书店经销	
印　刷　者	中煤（北京）印务有限公司	
版　　　次	2010 年 1 月第 1 版　2023 年 1 月第 2 次印刷	
开　　　本	650×950　1/16	
字　　　数	154千	
印　　　张	10	
书　　　号	ISBN 978-7-5023-6403-8	
定　　　价	28.00元